Health First

Hashimoto Kochbuch und Ratgeber

HASHIMOTO KOCHBUCH

UND RATGEBER

mit gesunden und hochwertigen Rezepten inklusive Nährwerte um auch mit Hashimoto Thyreoiditis beschwerdefrei leben zu können.

BONUS: *genialer 14-Tage Ernährungsplan*

HEALTH FIRST

INHALT

VORWORT

Herzlich willkommen zu diesem recht besonderen Kochbuch. Obwohl die Schilddrüse eher ein unauffälliges Organ ist, beeinflusst dieses doch unser gesamtes Leben. Wichtige Hormone werden hier produziert, die nicht nur unseren Stoffwechsel, den Kreislauf und das Wachstum beeinflussen, sondern sich ebenso auf unsere Psyche auswirken. Fast sämtliche Funktionen in unserem menschlichen Körper werden auf irgendeine Art und Weise von unserer Schilddrüse beeinflusst. Kommt es zu einer Erkrankung dieser, kann das schwerwiegende Folgen nach sich ziehen. Eine davon nennt sich Hashimoto Thyreoiditis. Hierbei handelt es sich um eine Autoimmunkrankheit, die zwar nicht heilbar ist, aber mithilfe einer ausgewogenen Ernährung in den Griff zu bekommen ist. Aus diesem Grund haben wir dieses Kochbuch ins Leben gerufen, denn hier finden Sie nicht nur insgesamt 150 abwechslungsreiche Rezepte, die helfen die Symptome von Hashimoto vorzubeugen, sondern ebenso einen informativen Ratgeber, der sich ausschließlich mit dieser Krankheit befasst. Sämtliche Rezepte in diesem Kochbuch sind überaus sorgfältig ausgewählt, um die Folgen sowie die Symptome dieser Autoimmunerkrankung zu lindern bzw. gar nicht erst auftreten zu lassen. Außerdem ist es möglich, mithilfe dieser Rezepte sein Körpergewicht langfristig zu senken. Zusätzlich haben wir Ihnen hier einen 14-tägigen Ernährungsplan zusammengestellt, der Ihnen zeigt, wie einfach es ist, mit einer Ernährungsumstellung, trotz Hashimoto, ein ganz normales Leben zu führen.

Guten Appetit!

EINLEITUNG

Alleine in Deutschland kämpfen derzeit mindestens fünf Millionen Menschen mit Hashimoto Thyreoiditis. Oft trifft diese Autoimmunkrankheit Frauen, aber es gibt auch Männer, die darunter leiden. Der veränderte Stoffwechsel führt nicht selten dazu, dass Betroffene an verschiedenen Krankheitssymptomen leiden, da der Körper jetzt nicht mehr alle Nährstoffe problemlos aufnehmen kann. Durch die Schilddrüsenerkrankung benötigen Betroffene oftmals eine entsprechende Ernährungsumstellung, die sich an ihren persönlichen Stoffwechsel anpasst. Natürlich gilt es aber ebenso, die Ursachen dieser Krankheit einzudämmen. Wer an dieser Autoimmunkrankheit leidet, muss demnach nicht nur für einen bestmöglichen Speiseplan und eine gesunde Lebensweise sorgen, sondern im gleichen Zuge eine Nährstoff-Therapie mit schulmedizinischen Komponenten kombinieren. Im Grunde leiden Menschen, die mit einer Autoimmunerkrankung zu kämpfen haben, an einem fehlgeleiteten Abwehrsystem. Die Immunzellen, die eigentlich dafür sorgen sollen, dass Parasiten, Viren und Bakterien nicht in den menschlichen Körper eindringen können, können plötzlich nicht mehr zwischen Freund und Feind unterscheiden. So greifen die fehlgeleiteten Immunzellen dann auch gesunde, körpereigene Zellen an und sorgen hier für Schäden. Kommt es zu keiner Behandlung, kann dies im schlimmsten Fall dazu führen, dass die verbundenen Organe mit der Zeit völlig zerstört werden. Betroffene, die an Hashimoto leiden, besitzen demnach ebenfalls ein fehlgeleitetes Abwehrsystem, welches das gesunde Schilddrüsengewebe angreift.

WENN DIE SCHILDDRÜSE DAUERHAFT ERKRANKT

Wird das gesunde Schilddrüsengewebe beständig weiter angegriffen, nimmt dieses natürlich immer weiter Schaden. Demzufolge werden auch die Funktionen der Schilddrüse eingeschränkt und es kann zu dauerhaften Entzündungen kommen. Wird die Autoimmunkrankheit nicht erkannt und somit auch nicht entsprechend behandelt, kann die Schilddrüse sogar gänzlich ihre Funktion einstellen. Wie bestimmt bekannt, ist die Schilddrüse für die Hormonproduktion zuständig. Werden die Hormone nicht mehr zur Genüge hergestellt, verändert sich der komplette Stoffwechsel im menschlichen Körper. Auch das Abwehrsystem ist jetzt nicht mehr in der Lage, problemlos seine Arbeit zu erledigen. Schließlich ist die Schilddrüse an fast sämtlichen körperlichen Funktionen beteiligt. Unter anderem reguliert sie das Gedächtnis, die Herzfrequenz, das Verdauungssystem sowie das Körpergewicht.

WAS IST DIE HASHIMOTO KRANKHEIT?

Bei der Hashimoto Krankheit handelt es sich, wie bereits erwähnt, um eine Autoimmunkrankheit. Kurz gesagt, heißt das, dass der menschliche Körper gegen sich selbst arbeitet. So werden die körpereigenen Schilddrüsenzellen für fremd und damit für schädlich und krank machend erklärt. Das Abwehrsystem versucht, diese demzufolge zu bekämpfen. Häufig erkranken Menschen zwischen dem 30. und 50. Lebensjahr an dieser Krankheit. Nicht selten handelt es sich hierbei um Frauen, allerdings kann es auch die Herren der Schöpfung treffen. Da die auftretenden Symptome meist eher unspezifisch sind, werden diese nicht selten mit den Wechseljahren verwechselt. Außerdem unterscheiden Experten zwischen zwei Hashimoto Varianten:

- Zum einen kann das Organ schrumpfen. Das bedeutet, dass die Schilddrüsenzellen durch das Abwehrsystem zerstört werden. Das Organ verkümmert immer weiter.
- Zum anderen kann sich das Organ aber ebenso vergrößern und es entsteht ein sogenannter Kropf. Diese Form von Hashimoto tritt allerdings eher selten auf.

WODURCH WIRD SIE AUSGELÖST?

Bislang sind die Ursachen für diese Autoimmunkrankheit noch nicht vollständig bekannt. Eine Behandlung und somit auch eine Heilung gestalten sich daher immer noch schwierig. Erkrankt allerdings eine Mutter an Hashimoto Thyreoiditis, ist es sehr wahrscheinlich, dass auch die Tochter irgendwann mit dieser Krankheit zu kämpfen hat. In den meisten Fällen tritt diese Erkrankung eher schleichend auf. Häufig steht der Ausbruch der Krankheit mit einer hormonellen Veränderung in Verbindung, wie es zum Beispiel bei einer Menopause oder einer Entbindung der Fall ist. Manchmal führen allerdings ebenso psychische Ausnahmesituationen dazu, dass diese Autoimmunkrankheit ausbricht. Auch andere Krankheitsbilder, wie Gürtelrose, Pfeiffersches Drüsenfieber oder andere hormonelle Störungen, können dazu führen, dass Betroffene dann noch zusätzlich mit Hashimoto zu kämpfen haben. Experten vermuten zudem, dass eine hohe Jodzufuhr zum Ausbruch führen kann, allerdings kann der Jodspiegel mit einer normalen Ernährung kaum so weit in die Höhe getrieben werden. Oftmals tritt die Autoimmunkrankheit Hashimoto in Verbindung mit anderen Krankheitsbildern auf. Menschen, die an Diabetes Typ 1 oder an Zöliakie leiden, werden nicht selten irgendwann mit Hashimoto konfrontiert.

DIE SYMPTOME

Müdigkeit, aber ebenso eine Gewichtszunahme gehören zu den häufigsten Symptomen bei der Autoimmunkrankheit Hashimoto. Ein gesunder Speiseplan kann aber auch hier weiterhelfen. Wer sich jetzt zuckerarm sowie entzündungshemmend ernährt, lindert bzw. reduziert die Symptome und stärkt im gleichen Zuge sein Abwehrsystem. Schmerzen löst Hashimoto Thyreoiditis hingegen nicht aus, sodass es kaum verwunderlich ist, dass Betroffene erst einmal nichts von dieser Autoimmunkrankheit mitbekommen. Bricht diese Erkrankung aus, da die körpereigene Abwehr die Hormonspeicher angreift, werden zu große Mengen Schilddrüsenhormone in den Körper geleitet. Somit kommt es zu einer Überfunktion der Schilddrüse und dies führt zu Symptomen wie Gewichtsverlust, Durchfall, Nervosität, Haarausfall, Zittern, Herzklopfen und Herzrasen. Schreitet die Zerstörung des Schilddrüsengewebes voran und die Funktion der Schilddrüse wird weiter eingeschränkt, kann es außerdem zu folgenden Symptomen kommen:

- Trockene Haut
- Verstopfung
- Störungen des Zyklus bei Frauen
- Niedriger Blutdruck
- Geschwollene Arme und Beine
- Heiserkeit
- Angeschwollene Augenlider
- Starkes Kälteempfinden
- Trockene Haare
- Niedergeschlagenheit

DER WEG ZUR DIAGNOSE

Der Weg zur Diagnose ist meist lang und beschwerlich und vor allem bei Frauen ab dem 45. Lebensjahr wird Hashimoto leicht übersehen, denn nicht selten werden die Anzeichen für dieses Krankheitsbild schnell mal als Wechseljahrs-Beschwerden abgetan. Symptome, wie

Antriebslosigkeit, starkes Schwitzen, Müdigkeit und Co, treten schließlich auch in den Wechseljahren nicht selten auf. Bei typischen gesundheitlichen Problemen gilt es daher, auch stets nach Symptomen zu schauen, die mit einer Schilddrüsenunter- oder Schilddrüsenüberfunktion einhergehen. Außerdem kann eine Blutuntersuchung Licht ins Dunkle bringen, denn bei circa 90 Prozent der Betroffenen finden sich im Lebenssaft Antikörper gegen ein Schilddrüsenenzym, welches zur Herstellung der Hormone benötigt wird. Bei 70 Prozent der Hashimoto-Patienten hingegen lassen sich Antikörper gegen ein Schilddrüseneiweiß finden. Beides weist auf die Autoimmunkrankheit Hashimoto hin. Wobei es allerdings ebenso möglich ist, dass beide Antikörper gar nicht im Blut zu finden sind. Auch der sogenannte TSH-Wert liefert in diesem Fall wichtige Informationen. Hierbei handelt es sich um ein Steuerhormon aus der Hirnhangdrüse, welches die Schilddrüse bei der Hormonproduktion antreibt. Ist der TSH-Wert erhöht, deutet dies auf eine Schilddrüsenunterfunktion hin. Des Weiteren können auch die Cholesterinwerte hier weiterhelfen. Vor allem der sogenannte LDL-Cholesterinwert weist im Zusammenhang mit den Schilddrüsenhormonwerten dann auf die Autoimmunkrankheit hin. Ein Ultraschall kann ebenfalls bei der Diagnose helfen. Leidet der Patient an Hashimoto Thyreoiditis, zeigt das Ultraschallbild typische Zeichen einer Entzündung oder gar Schäden am Organ.

DER GROßE EINFLUSS DER ERNÄHRUNG

Eine bestimmte richtige Ernährungsform gibt es bei dieser Autoimmunkrankheit nicht. Vielmehr heißt es jetzt, sich generell gesund und kalorienärmer zu ernähren. Diäten wie Low Carb oder Intervallfasten können hier lediglich helfen, das Übergewicht zu senken. Viele Betroffene leiden im Zuge von Hashimoto auch an einer Glutenunverträglichkeit. Ein positiver Befund in dieser Hinsicht bedeutet also, dass sich Betroffene besser glutenfrei ernähren sollten. Viel Gemüse, zuckerarme

Obstsorten sowie hochwertige Öle sollten ebenfalls am besten in einer jeden Mahlzeit zugegen sein. Gleiches gilt für proteinreiche Lebensmittel, denn diese sorgen lang anhaltend für ein Sättigungsgefühl. Außerdem wirkt die Substanz Selen bekanntlich entzündungshemmend. In zahlreichen Nahrungsmitteln findet sich dieses Spurenelement, weshalb Hashimoto-Patienten auch diese in ihren Speiseplan einbauen sollten. Probiotika sowie Ballaststoffe stärken außerdem die Gesundheit der Darmflora, sodass diese ebenfalls im Ernährungsplan zu finden sein sollten. Eine ausreichende Zufuhr an Flüssigkeit ist natürlich immer wichtig, aber vor allem Hashimoto-Patienten sollten pro Tag zwischen 1,5 und 2 Liter trinken. Wasser und ungesüßte Tees sollten in diesem Fall vorzugsweise den Durst stillen. Wobei auch Gemüsesäfte gestattet sind. Hashimoto belastet den menschlichen Körper stark. Wer mit dieser Autoimmunkrankheit zu kämpfen hat, sollte sich gesund ernähren, um den Körper nicht noch zusätzlich zu belasten. Bei dieser Krankheit ist es bedeutend, sich nährstoffreich zu ernähren, denn zahlreiche Nährstoffe können wegen der Entzündungen nicht vom Darm problemlos aufgenommen werden. Mit der richtigen Ernährungsweise lassen sich die Symptome von Hashimoto oftmals nicht nur lindern, sondern gänzlich verabschieden.

IST EINE UMSTELLUNG NOTWENDIG?

Bei Betroffenen ist häufig der Dünndarm entzündet. Wer jetzt auch noch mit einer Glutenunverträglichkeit zu kämpfen hat, wird alsbald, bei einer falschen Ernährung, mit Verdauungsbeschwerden, wie Verstopfung, Blähungen oder auch Durchfall, zu kämpfen haben. Aber nicht nur Hashimoto-Patienten mit einer Glutenunverträglichkeit haben mit Beschwerden zu kämpfen, denn aufgrund der Erkrankung kann die Schleimhaut im Darm faltig werden und so entstehen hier sogenannte Zotten. Diese sind dann dafür verantwortlich, dass die aufgenommene Nahrung nicht mehr ordentlich aufgespalten sowie verwertet wird. Es kann zu Mangelerscheinungen kommen, da dem Körper wichtige Nährstoffe fehlen. Mit einer entsprechenden Ernährungsumstellung wird demnach das Abwehrsystem gestärkt, das Verdauungssystem entlastet und Entzündungsprozesse im Körper reduziert, sodass dieser sich wieder regenerieren kann.

DIE HASHIMOTO-DIÄT

Bei der Hashimoto-Diät werden vermehrt bestimmte Nahrungsmittel in den Speiseplan integriert. Andere Lebensmittel wiederum werden komplett vom Speiseplan gestrichen. Das Ziel ist es, die Schilddrüsenfunktion nachhaltig zu verbessern. Das Gute an dieser besonderen Diät ist, dass diese leicht umzusetzen ist. Außerdem geht es hier nicht zwingend um eine Gewichtsreduzierung, sondern hauptsächlich um eine Gesundheitsförderung. Das heißt, in Zukunft finden Nahrungsmittel mit großen Anteilen an Vitaminen sowie Mineralstoffen ihren Platz auf dem Teller. Lebensmittel, die hingegen Gift- oder gar Schadstoffe enthalten, werden dagegen gemieden. So setzt sich diese Ernährungsform zu großen Teilen aus zuckerarmen Obstsorten sowie Gemüse zusammen. Im gleichen Zuge gilt es, täglich viel zu trinken. Natürliche Speisen und Rohkost stehen auf dem Plan genauso wie ungesättigte Fettsäuren und Vollkornprodukte. Gleiches gilt für Proteine, denn diese sorgen für ein lang anhaltendes Sättigungsgefühl.

EMPFOHLENE LEBENSMITTEL

Getreide, Nudeln, Kartoffeln, Reis und Brot

Diese Nahrungsmittel sind zwar empfehlenswert, sollten allerdings nicht in Unmengen verzehrt, sondern eher in Maßen genossen werden. Das heißt, Haferflocken, Vollkornprodukte, Pellkartoffeln, Getreide, aber ebenso Pseudogetreide können zwar eine Mahlzeit bereichern, dies sollte aber nur in kleinen Portionen erfolgen.

Gemüse

Gemüse sind bei einer Hashimoto-Diät sehr zu empfehlen. Hier gibt es so gut wie keine Einschränkungen und es wird sogar empfohlen, dreimal täglich genügend Gemüse zu sich zu nehmen.

Fette und Öle

Generell sind fast sämtliche Pflanzenöle erlaubt. Das heißt, Walnuss-, Oliven-, Lein- sowie Rapsöl und andere wertvolle Öle können bedenkenlos zum Kochen und Backen verwendet werden. Lediglich Butter sollte nur in kleinen Mengen verwendet werden.

Obst

Auch zuckerarme Obstsorten dürfen ein- bis zweimal täglich den Hunger stillen. Wassermelonen, Pfirsiche, Aprikosen, Himbeeren, Orangen, Papayas und Co können demnach jederzeit den Speiseplan bereichern.

Samen, Nüsse und Kerne

Auch hier gibt es kaum Einschränkungen, sodass ungesalzene Nüsse auch jederzeit als leckerer Snack zwischendurch herhalten können.

Fisch

Sowohl magerer Fisch als auch Fisch ohne Haut, wie zu Beispiel Thunfisch, Heilbutt, Lachs, Seezunge und Hering, können somit unbedenklich den Magen füllen.

Milch, Eier und andere Milchprodukte

Eier können jederzeit als Proteinquelle dienen. Gleiches gilt für Quark, Buttermilch, Käse sowie Naturjoghurt. Hier sollte allerdings stets die fettarme Variante gewählt werden.

Fleisch und Wurst

Höchstens dreimal pro Woche dürfen fettarme Wurst- sowie Fleischsorten den Speiseplan bereichern. Geflügel, Lachsschinken und Ähnliches sind in Maßen bedenkenlos.

Getränke

Zwei Liter Wasser, ungesüßte Tees sowie Gemüsesäfte dürfen es täglich sein. Auch Kaffee in kleinen Mengen, drei Tassen maximal am Tag, dürfen bedenkenlos genossen werden. Vor allem ungesüßte Kräutertees sind in diesem Fall zu empfehlen.

LEBENSMITTEL, DIE VERMIEDEN WERDEN SOLLTEN

- Hartweizennudeln, Zwieback, Pfannkuchen, Weißbrot, Pommes frites, Kroketten, weißes Mehl, Fast Food sowie geschälter Reis sind bei einer Hashimoto-Diät nicht zu empfehlen.

- Gleiches gilt für sämtliche Süßwaren sowie für salzige Snacks wie Chips und Ähnliches.

- Auch beim Obst gilt es, ein paar Abstriche zu machen. Obstkonserven, Trockenobst und gesüßtes Obstmus sollte besser vom Speiseplan gestrichen werden. Ebenso sind zuckerreiche Obstsorten, wie Bananen, Kirschen, Weintrauben und Co, nur in kleinen Mengen zu empfehlen.

- Wer gerne Erdnüsse isst, muss sich leider auch von diesen verabschieden bzw. diese sollten wirklich nur sparsam genossen werden. Gesalzene Nusssorten hingegen sollten besser gänzlich gemieden werden.

- Fisch und Meeresfrüchte, die verarbeitet sind und oftmals in Mayonnaise oder Sahne eingelegt sind, sollten in Zukunft nicht mehr im Speiseplan integriert werden. Gleiches gilt für Fischarten wie Makrele, Thunfisch und Schwertfisch.

- Auch fette Fleisch- sowie Wurstsorten, wie Blutwurst, Leberkäse oder Mettwurst, sollten gemieden werden.

- Sahne sollte nur noch sparsam eingesetzt werden. Industriell verarbeitete Milchprodukte, wie Puddings, Fruchtjoghurts, Milchreis und Ähnliches, gilt es, gänzlich zu meiden.
- Gesüßte Getränke wie Schorlen, Cola, Fruchtsäfte, Limonaden, Milchmixgetränke sowie alkoholische Durstlöscher sind ebenfalls nicht empfehlenswert.
- Ebenso sollten industrielle Speiseöle, wie Sonnenblumenöl, aber auch Soja, vom Speiseplan gestrichen werden.

ERSATZ STATT VERZICHT

Wie bereits gesagt, leiden viele Hashimoto-Patienten im gleichen Zuge auch an einer Glutenunverträglichkeit. Dinkel, Weizen, Roggen und Gerste gilt es somit, besser zu meiden. Gleiches gilt für Produkte, die diese Getreidearten enthalten. Auf Brot, Brötchen, Pasta und Ähnliches müssen Betroffene aber dennoch nicht verzichten, denn auf dem Markt finden sich inzwischen zahlreiche Alternativen. Glutenfreie Getreidearten wie Hirse, Mais und Reis sowie Pseudogetreidearten wie Amarant, Quinoa und Buchweizen gibt es schließlich inzwischen überall zu kaufen. Ebenso ist es ratsam, Milchprodukte bei dieser Autoimmunkrankheit zu meiden. In diesem Fall kann die Kuhmilch durch Kokosnussmilch, Mandelmilch und ähnliche Alternativen ersetzt werden, sodass niemand auf seinen Lieblingspudding oder sein allmorgendliches Müsli verzichten muss. Auch Zucker, der bekanntlich bei der Hashimoto Krankheit besser umgangen werden sollte, kann einfach ersetzt werden. Kokosblütensirup, Stevia, Reissirup, Gerstenmalz, Reismalz sowie Dicksäfte können hier als süße Alternative dienen.

TIPPS ZUR ERNÄHRUNGSUMSTELLUNG

Tipp 1: Vitaminreich ernähren

Wer sein Abwehrsystem tatkräftig unterstützen möchte, sollte sich bekanntlich vitaminreich ernähren. Obst sowie Gemüse samt Schale sollten somit täglich in den Speisen zu finden sein.

Tipp 2: Wenig Jod zu sich nehmen

Das Spurenelement Jod gilt als Verlaufsbeschleuniger, sodass es auf besonders jodhaltige Nahrungsmittel besser zu verzichten gilt. Wer also für sein Leben gerne Sushi isst, sollte seine Leibspeise besser durch eine andere ersetzen.

Tipp 3: Glutenfrei speisen

Eine glutenfreie Ernährung ist nur notwendig, wenn neben der Autoimmunkrankheit auch eine Glutenunverträglichkeit vorliegt.

Tipp 4: Zuckerfrei essen

Zucker begünstigt Entzündungsprozesse im Körper, sodass es sinnvoll ist, diesen zu meiden. Keineswegs müssen Hashimoto-Betroffene jetzt aber völlig auf die Süße in Speisen verzichten, denn es gibt einige Alternativen.

Tipp 5: Den Speiseplan schrittweise umstellen

Wer nicht gleich seinen gesamten Speiseplan auf den Kopf stellen möchte, der kann natürlich schrittweise vorgehen. So wird in der ersten Woche vielleicht Zucker durch süße Alternativen ersetzt und in der nächsten Woche auf die Kuhmilch verzichtet. Die Woche darauf kommt mehr Gemüse und Obst auf den Teller, während am nächsten Tag die fettreiche Wurst gegen fettärmere Alternativen ersetzt wird. In der Regel gewöhnen sich Hashimoto-Patienten recht zügig an die neue Ernährung, denn im Grunde müssen sie kaum auf etwas verzichten.

14-TÄGIGER ERNÄHRUNGSPLAN

Erste Woche

Montag:

Frühstück: Himbeer-Müsli mit Joghurt

Mittagessen: Hähnchen-Gulasch nach Jäger Art

Dessert: Birnen-Schoko-Crumble

Abendessen: Grünkohl-Süßkartoffel-Eintopf

(Kalorien insgesamt: 1.475 kcal)

Dienstag:

Frühstück: Frühstücksburger mit Avocado und Ei

Mittagessen: Seelachsfilet mit buntem Paprika-Gemüse

Dessert: Haferflocken-Schoko-Muffins

Abendessen: Avocado-Erbsensuppe

(Kalorien insgesamt: 1.312 kcal)

Mittwoch:

Frühstück: Feta-Rührei mit Kresse

Mittagessen: Zoodles mit Pute in Parmesan-Sauce

Dessert: Kürbis-Kuchen

Abendessen: Gemüse-Reis-Suppe mit Hähnchen

(Kalorien insgesamt: 1.711 kcal)

Donnerstag:
Frühstück: Dinkel-Mandel-Porridge mit Apfel
Mittagessen: Kräuter-Lachs-Omelett
Dessert: Blaubeer-Käsekuchen-Cupcakes
Abendessen: Sauerkraut-Suppe
(Kalorien insgesamt: 1.386 kcal)

Freitag:
Frühstück: Erdbeer-Quinoa-Brei
Mittagessen: Gemüse-Puten-Curry
Dessert: Mango-Creme
Abendessen: Kürbis-Ingwer-Suppe
(Kalorien insgesamt: 2.235 kcal)

Samstag:
Frühstück: Spinat-Feta-Omelett mit Tomaten
Mittagessen: Putenschnitzel mit Gemüse und Parmesan
Dessert: Avocado-Minz-Eis mit Schoko
Abendessen: Blumenkohl-Suppe mit Hähnchen
(Kalorien insgesamt: 1.615 kcal)

Sonntag:
Frühstück: Hafer-Quark-Brötchen
Mittagessen: Veggie-Kohlrouladen
Dessert: Obst-Mix mit Vanille und Quark
Abendessen: Vollkornnudeln mit Artischocken und Mozzarella
(Kalorien insgesamt: 2.306 kcal)

Zweite Woche

Montag:

Frühstück: Eier-Avocado-Salat mit Gurke

Mittagessen: Gefüllte Tomaten mit Fetakäse und Parmaschinken

Dessert: Papaya-Chiasamen-Dessert

Abendessen: Veggie-Quiche

(Kalorien insgesamt: 1.573 kcal)

Dienstag:

Frühstück: Obstsalat mit Joghurt und Pistazien

Mittagessen: Quinoa-Bouletten

Dessert: Amaretto-Erdbeer-Quark

Abendessen: Curry-Senf-Eier

(Kalorien insgesamt: 1.343 kcal)

Mittwoch:

Frühstück: Apfel-Zimt-Quinoa mit Rosinen

Mittagessen: Auberginen-Lasagne

Dessert: Kokosnuss-Ananas-Pudding

Abendessen: Gebackener Blumenkohl-Kürbis-Mix

(Kalorien insgesamt: 2.322 kcal)

Donnerstag:

Frühstück: Kokosnuss-Kiwi-Joghurt mit Nüssen

Mittagessen: Garnelen-Thunfisch-Bowl mit Hummus

Dessert: Mandel-Reis-Pudding

Abendessen: Gefüllte Veggie-Paprika

(Kalorien insgesamt: 3.087 kcal)

Freitag:
Frühstück: Zucchini-Tomaten-Rührei mit Frühlingszwiebeln
Mittagessen: Buntes Grill-Gemüse
Dessert: Schokoladen-Kaffee-Quark
Abendessen: Paprika-Möhren-Suppe
(Kalorien insgesamt: 1.517 kcal)

Samstag:
Frühstück: Speck-Gemüse-Pfanne mit Spiegelei
Mittagessen: Kabeljaufilet mit Kirschtomaten-Salat
Dessert: Erdbeer-Quark-Creme
Abendessen: Pizza-Eintopf
(Kalorien insgesamt: 1.254 kcal)

Sonntag:
Frühstück: Chia-Papaya-Pudding mit Walnüssen
Mittagessen: Lamm mit Paprika und Champignons
Dessert: Holunder-Kirsch-Dessert mit Pekannüssen
Abendessen: Pastinaken-Zucchini-Suppe
(Kalorien insgesamt: 1.303 kcal)

EIN GESUNDES FRÜHSTÜCK

Dinkel-Mandel-Porridge mit Apfel

Zubereitungsdauer: ca. 15 Minuten, **Schwierigkeitsgrad:** einfach

Zutaten für zwei Portionen:

60 g Haferflocken
50 g Mandeln (gehackt)
500 ml Mandelmilch
Einen halben Apfel
Eine Messerspitze Kurkuma
Eine Prise Zimt

Zubereitung:

1. Die Haferflocken zusammen mit der Mandelmilch in einen Topf geben und das Ganze zum Kochen bringen. Unter beständigem Rühren den Porridge ungefähr zwei Minuten garen und dann erst die Mandeln unter den Brei mischen.
2. Anschließend den Topf von der Herdplatte nehmen und den Mandel-Porridge zugedeckt weitere zehn Minuten quellen lassen.
3. Währenddessen den Apfel von seiner Schale und seinem Kerngehäuse befreien, den Rest würfeln und die Apfelwürfel mit dem Zimt sowie die Kurkuma unter den Porridge rühren.

Nährwerte: *332 kcal, 15 g Kohlenhydrate, 25 g Fett, 15 g Eiweiß*

Zucchini-Tomaten-Rührei mit Frühlingszwiebeln

Zubereitungsdauer: ca. 15 Minuten, **Schwierigkeitsgrad:** einfach

Zutaten für eine Portion:

2 Eier
1 Tomate
1 Zucchini (klein)
1 Frühlingszwiebel
1 Esslöffel Olivenöl
Pfeffer
Salz

Zubereitung:

1. Die Zucchini sowie die Tomate säubern und würfeln. Die Frühlingszwiebel in feine Ringe teilen.
2. Anschließend das Olivenöl in eine Pfanne geben und hier das gesamte Gemüse ungefähr drei Minuten rösten.
3. Dann die Eier verquirlen und mit Pfeffer sowie Salz geschmacklich verfeinern. Die Eier mit in die Pfanne geben und unter Rühren stocken lassen.

Nährwerte: *301 kcal, 9 g Kohlenhydrate, 22 g Fett, 18 g Eiweiß*

Erdbeer-Quinoa-Brei

Zubereitungsdauer: ca. 15 Minuten, **Schwierigkeitsgrad:** einfach

Zutaten für zwei Portionen:

200 g Erdbeeren
140 g Quinoa
100 ml Mandelmilch
200 ml Wasser
2 Esslöffel Mandelsplitter
Eine Prise Salz
Ein halbes Bund Minze (frisch)
Einen halben Teelöffel Zimt

Zubereitung:

1. Die Mandelmilch mit dem Wasser zusammen in einen Topf geben, die Prise Salz zugeben und die Quinoa-Samen einrühren. Das Ganze dann ungefähr acht Minuten köcheln lassen, bis die Samen die Flüssigkeit aufgesogen haben.
2. In der Zwischenzeit die Erdbeeren von ihrem Grün befreien und die Beeren in kleine Stücke teilen.
3. Danach die Minze unter Wasser abbrausen, trocknen und fein zerhacken. Diese mit den Erdbeerstücken vermengen.
4. Jetzt den Quinoa-Brei vom Herd nehmen und hier den Zimt sowie die Mandelsplitter untermischen.
5. Zum Schluss den Quinoa-Brei in Schälchen geben und darüber den Erdbeer-Minze-Mix verteilen.

Nährwerte: *395 kcal, 58 g Kohlenhydrate, 12 g Fett, 13 g Eiweiß*

Kokosnuss-Kiwi-Joghurt mit Nüssen

Zubereitungsdauer: ca. 10 Minuten, **Schwierigkeitsgrad:** einfach

Zutaten für zwei Portionen:
300 g Naturjoghurt (fettarm)
20 g Haselnüsse
20 g Cashewkerne
2 Kiwis
1 Teelöffel Sesamsamen
2 Teelöffel Leinsamen
2 Teelöffel Chiasamen
2 Teelöffel Kokosnussraspel

Zubereitung:

1. Die Schale von den Kiwis nehmen, die Früchte mittig teilen und diese mit dem Naturjoghurt fein pürieren.
2. Dann die Kokosnussraspel, den Sesam-, die Chia- sowie den Leinsamen unter den Kiwi-Joghurt mischen.
3. Zu guter Letzt noch die Cashewkerne sowie die Haselnüsse zerhacken und auch diese in den Joghurt rühren.

Nährwerte: *318 kcal, 20 g Kohlenhydrate, 20 g Fett, 13 g Eiweiß*

Feta-Rührei mit Kresse

Zubereitungsdauer: ca. 15 Minuten, **Schwierigkeitsgrad:** einfach

Zutaten für zwei Portionen:

4 Eier
80 g Fetakäse
30 ml Rapsöl
4 Esslöffel Kresse
60 ml Cremefine (7 %)
1 Zwiebel (rot)
Pfeffer
Salz

Zubereitung:

1. Zuerst die Zwiebel aus der Schale befreien und würfeln.
2. Die Eier verrühren und mit der Cremefine sowie der Kresse mischen. Das Ganze anschließend salzen und pfeffern.
3. Jetzt die Zwiebelwürfel in dem Rapsöl glasig dünsten und die Eier darin zu Rührei verarbeiten.
4. Zum Schluss noch den Fetakäse ins Rührei bröseln und diesen unter Rühren ein wenig anschmelzen lassen.

Nährwerte: *405 kcal, 35 g Kohlenhydrate, 5 g Fett, 17 g Eiweiß*

Hafer-Quark-Brötchen

Zubereitungsdauer: ca. 30 Minuten, **Schwierigkeitsgrad:** einfach

Zutaten für zwei Portionen:

65 g Magerquark
2 Eiweiß
65 g Haferflocken (glutenfrei)
2 Teelöffel Backpulver
Einen halben Teelöffel Salz

Zubereitung:

1. Sämtliche Zutaten in eine Schüssel geben und mit einem Handmixer ordentlich durchrühren.
2. Danach aus dem Teig Brötchen formen und diese auf ein Backblech mit Backpapier legen.
3. Jetzt den Ofen auf 180 Grad Celsius Ober-/Unterhitze stellen und die Brötchen in den noch kalten Backofen schieben.
4. Ungefähr 20 Minuten müssen die Brötchen nun im Ofen backen.

Nährwerte: *163 kcal, 22 g Kohlenhydrate, 3 g Fett, 12 g Eiweiß*

Speck-Gemüse-Pfanne mit Spiegelei

Zubereitungsdauer: ca. 25 Minuten, **Schwierigkeitsgrad:** einfach

Zutaten für eine Portion:

1 Ei
100 g Blumenkohl
Eine halbe Zwiebel (rot)
Eine halbe Paprika (grün)
2 Scheiben Speck
3 Tropfen Tabasco
25 g Kokosnussöl
Einen halben Teelöffel Paprikapulver (edelsüß)
Einen halben Teelöffel Salz
2 Messerspitzen Pfeffer

Zubereitung:

1. Den Blumenkohl mittels einer Küchenmaschine zerkleinern.
2. Die Paprika sowie die Zwiebel in feine Würfel zerschneiden. Gleiches mit den Speckscheiben vornehmen.
3. Jetzt das Kokosnussöl in einer Pfanne schmelzen und hier die Zwiebel-, Speck- sowie Paprikawürfel rösten.
4. Sobald alles leicht angebräunt ist, den Blumenkohl untermischen und das Ganze mit den oben genannten Gewürzen sowie dem Tabasco geschmacklich verfeinern.
5. Während das Gemüse noch weitere fünf Minuten vor sich hin gart, in einer anderen Pfanne das Ei einschlagen. Auch dieses ein wenig pfeffern und salzen.
6. Das Gemüse mit dem Spiegelei zusammen anrichten.

Nährwerte: *434 kcal, 9 g Kohlenhydrate, 37 g Fett, 13 g Eiweiß*

Spinat-Feta-Omelett mit Tomaten

Zubereitungsdauer: ca. 15 Minuten, **Schwierigkeitsgrad:** einfach

Zutaten für eine Portion:
30 g Fetakäse
3 Rispentomaten
50 g Spinat (frisch)
2 Eier
25 g Kokosnussöl
¼ Teelöffel Salz
¼ Teelöffel Chiliflocken
Eine Messerspitze Pfeffer

Zubereitung:
1. Die Rispentomaten klein schneiden und das Innere der Tomaten entfernen.
2. Danach den Spinat abbrausen und trocknen.
3. Jetzt die Eier verrühren, mit den Chiliflocken, Salz sowie Pfeffer verfeinern und den Spinat unterheben.
4. Im Anschluss das Kokosnussöl in eine Pfanne geben und hier aus dem Eier-Spinat-Mix ein Omelett zubereiten.
5. Den Fetakäse zum Schluss über das Omelett streuen.

Nährwerte: *467 kcal, 7 g Kohlenhydrate, 40 g Fett, 17 g Eiweiß*

Eier-Avocado-Salat mit Gurke

Zubereitungsdauer: ca. 20 Minuten, **Schwierigkeitsgrad:** einfach

Zutaten für eine Portion:

Eine halbe Avocado

Eine halbe Salatgurke

2 Eier

2 Esslöffel Salatmayonnaise (light)

1 Esslöffel Kresse

¼ Teelöffel Currypulver

¼ Teelöffel Salz

Zubereitung:

1. Die zwei Eier hart kochen und abschrecken. Diese anschließend in kleine Stücke zerteilen.
2. Nun die Schale von der halben Salatgurke entfernen und diese in Scheiben zerschneiden.
3. Das Fruchtfleisch der halben Avocado hingegen würfeln.
4. Die Avocadowürfel mit den Gurkenscheiben sowie den Eiern in einer Schüssel vermengen.
5. In einem anderen Schälchen jetzt die Salatmayonnaise mit der Kresse, dem Currypulver sowie dem Salz verrühren und das Dressing unter den Eier-Avocado-Gurken-Mix heben.

Nährwerte: *420 kcal, 8 g Kohlenhydrate, 36 g Fett, 13 g Eiweiß*

Himbeer-Müsli mit Joghurt

Zubereitungsdauer: ca. 10 Minuten, **Schwierigkeitsgrad:** einfach

Zutaten für zwei Portionen:

300 g Naturjoghurt
10 g Leinsamen (ganz)
10 g Leinsamen (geschrotet)
4 g Sesam
7 g Sonnenblumenkerne
5 g Haferkleie
10 g Mandeln (gehackt)
60 g Himbeeren
2 Teelöffel Leinöl

Zubereitung:

1. Den Sesamsamen mit den Sonnenblumenkernen sowie den gehackten Mandeln in eine fettfreie Pfanne geben und goldbraun anrösten.
2. Dann die Haferkleie und den Leinsamen untermischen und die Pfanne vom Herd nehmen.
3. Im Anschluss die Himbeeren säubern, mit einem Löffel leicht andrücken und diese dann mit dem Naturjoghurt sowie dem Leinöl verrühren.
4. Das Müsli auf dem Himbeerjoghurt verteilen und genießen.

Nährwerte: *379 kcal, 15 g Kohlenhydrate, 28 g Fett, 17 g Eiweiß*

Chia-Papaya-Pudding mit Walnüssen

Zubereitungsdauer: ca. 70 Minuten (Ruhezeit: 60 Minuten)
Schwierigkeitsgrad: einfach

Zutaten für zwei Portionen:
140 ml Reismilch
4 Esslöffel Walnüsse (gehackt)
4 Esslöffel Chiasamen
2 Esslöffel Leinöl
1 Papaya
5 ml Zitronensaft

Zubereitung:
1. Die Chiasamen in die Reismilch mischen und das Ganze eine Stunde ruhen lassen, damit die Samen aufquellen können.
2. Währenddessen das Fruchtfleisch der Papaya in Würfel zerteilen und mit dem Zitronensaft vermengen.
3. Nachdem die Chiasamen aufgequollen sind, den Pudding mit dem Leinöl mischen.
4. Jetzt nur noch auf den Chia-Pudding die Papayawürfel sowie die gehackten Walnüsse verteilen.

Nährwerte: *460 kcal, 29 g Kohlenhydrate, 34 g Fett, 11 g Eiweiß*

Frühstücksburger mit Avocado und Ei

Zubereitungsdauer: ca. 20 Minuten, **Schwierigkeitsgrad:** einfach

Zutaten für zwei Portionen:

2 Scheiben Zwiebel
2 Avocados (reif)
2 Scheiben Tomaten
2 Scheiben Frühstücksspeck
2 Eier
2 Blätter Salat
2 Teelöffel Salatmayonnaise (light)
Salz

Zubereitung:

1. Die Frühstücksspeckscheiben in eine kalte, beschichtete Pfanne legen, den Herd einschalten und den Speck knusprig anrösten.
2. Dann den Speck herausnehmen und im Fett des Specks die Eier braten. Das Eiweiß sollte fest sein, während das Eigelb noch flüssig ist.
3. Jetzt die Avocados schälen, in der Breite teilen, den Kern herausnehmen und in die Mulde nun die Salatmayonnaise streichen.
4. Auf die Avocados dann noch den Salat, die Tomate, die Zwiebel, den Speck sowie das Spiegelei legen und alles mit etwas Salz bestreuen.
5. Gleiches mit der anderen Hälfte Avocado vornehmen.

Nährwerte: *105 kcal, 6 g Kohlenhydrate, 121 g Fett, 84 g Eiweiß*

Obstsalat mit Joghurt und Pistazien

Zubereitungsdauer: ca. 10 Minuten, **Schwierigkeitsgrad:** einfach

Zutaten für zwei Portionen:

200 g Naturjoghurt
20 g Pistazien (gehackt)
2 Äpfel
2 Kiwis
1 Mango
4 Esslöffel Sanddornsirup

Zubereitung:

1. Das Fruchtfleisch aus der Mango nehmen und dieses klein würfeln.
2. Dann die Schale von den Kiwis entfernen und in Scheiben teilen. Die Äpfel ebenfalls schälen, die Kerngehäuse herausschneiden und den Rest in Würfel zerteilen.
3. Anschließend den Naturjoghurt mit dem Sanddornsirup verrühren und das gesamte Obst unter den Joghurt mischen.
4. Danach nur noch die gehackten Pistazien über den Obstsalat streuen.

Nährwerte: *308 kcal, 45 g Kohlenhydrate, 9 g Fett, 9 g Eiweiß*

Apfel-Zimt-Quinoa mit Rosinen

Zubereitungsdauer: ca. 20 Minuten, **Schwierigkeitsgrad:** einfach

Zutaten für zwei Portionen:
250 ml Wasser
125 g Quinoa
30 g Rosinen
2 Äpfel
Ein Teelöffel Honig
Einen halben Teelöffel Zimt

Zubereitung:

1. Das Wasser zum Kochen bringen, die Quinoa-Samen einrühren und das Ganze ungefähr fünf Minuten köcheln lassen.
2. Zwischenzeitlich die Äpfel von ihrer Schale und Kernen befreien. Den Rest würfeln.
3. Jetzt die Apfelwürfel, die Rosinen sowie den Zimt in den fertigen Quinoa-Brei einrühren und das Ganze in Schälchen füllen.
4. Den Honig darüber verteilen und genießen.

Nährwerte: *90 kcal, 20 g Kohlenhydrate, 1 g Fett, 1 g Eiweiß*

Kräuter-Quark mit Radieschen und Gurke

Zubereitungsdauer: ca. 20 Minuten, **Schwierigkeitsgrad:** einfach

Zutaten für zwei Portionen:

300 g Magerquark
Ein Bund gemischte Kräuter nach Wahl
200 g Salatgurke
2 Esslöffel Leinsamen (geschrotet)
10 Radieschen
3 Esslöffel Hafermilch
2 Esslöffel Leinöl
2 Teelöffel Sonnenblumenkerne
6 Walnüsse

Zubereitung:

1. Den Magerquark mit dem Leinöl sowie der Hafermilch cremig verrühren.
2. Von der Salatgurke die Schale und die Kerne entfernen, den Rest würfeln. Die Radieschen hingegen säubern und in Scheiben zerteilen.
3. Jetzt noch das Bund Kräuter abbrausen, trocknen und fein zerhacken. Die Walnüsse ebenfalls hacken.
4. Danach die Radieschen, die Gurkenwürfel sowie die Kräuter in den Quark rühren und das Ganze mit den Leinsamen, den Sonnenblumenkernen und den gehackten Walnüssen bestreuen.

Nährwerte: *370 kcal, 11 g Kohlenhydrate, 25 g Fett, 24 g Eiweiß*

Gemüse-Muffins mit Käse

Zubereitungsdauer: ca. 30 Minuten, **Schwierigkeitsgrad:** einfach

Zutaten für drei Portionen:

2 Eier
20 g Champignons (frisch)
60 ml Cremefine (7 %)
15 g Brokkoli
10 g geriebenen Gouda (light)
¼ Zwiebel (rot)
Eine Messerspitze Pfeffer
Einen halben Teelöffel Salz

Zubereitung:

1. Zuerst den Backofen auf 200 Grad Celsius Umluft stellen, damit dieser vorheizen kann.
2. Währenddessen die Eier mit der Cremefine und dem geriebenen Gouda verquirlen. Den Eier-Käse-Mix anschließend mit der angegebenen Menge Pfeffer und Salz würzen.
3. Dann den Brokkoli, die Zwiebel sowie die Champignons fein würfeln und den Gemüse-Mix in Muffinformen verteilen.
4. Über das Gemüse nun den Eier-Mix gießen und die Muffins dann für 20 Minuten in den Backofen geben.

Nährwerte: *134 kcal, 3 g Kohlenhydrate, 10 g Fett, 9 g Eiweiß*

Nuss-Mix Müsli mit Kokoschips

Zubereitungsdauer: ca. 30 Minuten, **Schwierigkeitsgrad:** einfach

Zutaten für fünf Portionen:

50 g Mandeln (ganze)
75 g Kokoschips
50 g Haselnüsse (ganze)
35 g Kokosnussöl
25 g Chiasamen
25 g Sonnenblumenkerne
20 g Kürbiskerne
18 g Xylit (Zuckerersatz)
2 Tropfen Bourbon-Vanillearoma
Eine Prise Salz

Zubereitung:

1. Die Mandeln mit den Nüssen, den gesamten Kernen sowie den Kokoschips in eine Küchenmaschine füllen und alles in grobe Stückchen hacken.
2. Im Anschluss die Chiasamen zufügen und das Ganze erneut einmal kurz durchmischen.
3. Dann das Kokosnussöl in eine Pfanne geben und hier das Xylit, das Salz sowie die Bourbon-Vanille einrühren.
4. Nun den Nuss-Samen-Kerne-Mix auf ein mit Backpapier ausgelegtes Backblech streichen und die süße Masse aus der Pfanne darüber geben.
5. Den Backofen auf 150 Grad Celsius Umluft stellen und das Müsli hier circa 20 Minuten backen.
6. Nach zehn Minuten die Müsli-Masse einmal ordentlich durchmischen und das Ganze dann weitere zehn Minuten rösten lassen.

Nährwerte: *437 kcal, 5 g Kohlenhydrate, 40 g Fett, 10 g Eiweiß*

Softdattel-Süßkartoffel-Brot

Zubereitungsdauer: ca. 80 Minuten, **Schwierigkeitsgrad:** normal

Zutaten für zwölf Portionen:

150 g Softdatteln
250 ml Mandelmilch
180 g Süßkartoffeln
50 g Nüsse nach Wahl
150 g Hirseflocken
2 Esslöffel Leinsamen (geschrotet)
50 g Mandeln (gemahlen)
50 g Kokosnussöl
1 Teelöffel Backpulver
1 Teelöffel Zimt
1 Teelöffel Salz

Zubereitung:

1. Das Kokosnussöl zusammen mit der Mandelmilch in einen Kochtopf geben und den Mix erwärmen.
2. Im Anschluss die Softdatteln mittig teilen, die Kerne herausnehmen und die Datteln für eine Viertelstunde in dem Mandelmilch-Kokosnussöl-Gemisch einweichen.
3. Jetzt den Ofen auf 170 Grad Celsius Ober-/Unterhitze stellen.
4. Danach die gesamten Nüsse in eine Küchenmaschine geben und grob zerhacken. Die Süßkartoffeln aus der Schale lösen und fein zerreiben.
5. Nun die Hirseflocken mit dem Zimt, dem Salz, den gemahlenen Mandeln, den Leinsamen sowie dem Backpulver vermengen.
6. Den Dattel-Mandelmilch-Kokosöl-Mix hingegen fein pürieren und das Gemisch zum Hirseflocken-Gemisch geben. Alles ausgiebig verrühren.
7. Jetzt noch die Süßkartoffeln sowie die Nüsse zufügen und das Ganze erneut ordentlich verkneten. Unter Umständen einen Schuss Mineralwasser zugeben, falls der Teig allzu fest ausfällt.
8. Den Teig anschließend in eine eingefettete Kastenform geben und diese für circa eine Stunde in den Backofen schieben.

Nährwerte: *168 kcal, 21 g Kohlenhydrate, 7 g Fett, 4 g Eiweiß*

Mandelmehl-Frischkäse-Brötchen

Zubereitungsdauer: ca. 60 Minuten, **Schwierigkeitsgrad:** normal

Zutaten für zwei Portionen:

40 g Mandelmehl
25 g Frischkäse
25 g Quark
20 ml Olivenöl
25 g Goldleinsamenmehl
5 g Flohsamenschalenpulver
10 g Walnussmehl (entölt)
2 Eier
10 g Sonnenblumenkerne
Einen halben Teelöffel Backpulver (stärkefrei)
Eine Prise Salz

Zubereitung:

1. Das Walnussmehl mit dem Flohsamenpulver, dem Goldleinsamenmehl, dem Mandelmehl sowie dem Backpulver mischen.
2. Im Anschluss hier den Quark, den Frischkäse, die Eier, das Olivenöl, das Salz und die Sonnenblumenkerne zufügen und das Ganze zu einem Teig verarbeiten.
3. Aus dem Teig dann Brötchen formen und diese im vorgeheizten Ofen, bei 180 Grad Celsius Ober-/Unterhitze, 40 Minuten backen.

Nährwerte: *410 kcal, 6 g Kohlenhydrate, 31 g Fett, 20 g Eiweiß*

FLEISCH UND FISCH

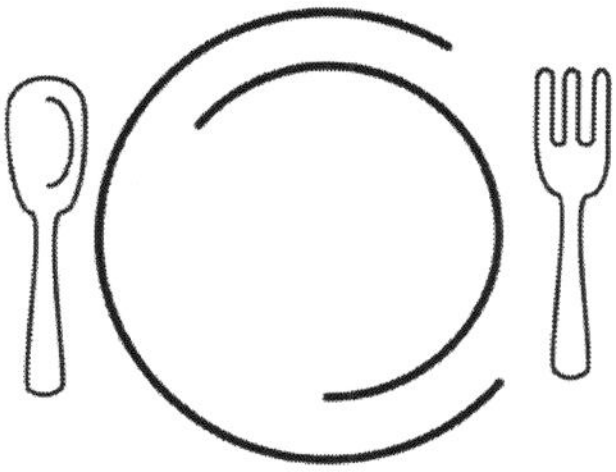

Gefüllte Gemüse-Paprika mit Rinderhack, Feta und Tomaten-Sauce

Zubereitungsdauer: ca. 50 Minuten, **Schwierigkeitsgrad:** normal

Zutaten für zwei Portionen:

2 Paprika (rot)
75 g Rinderhack
50 g Hartweizen
3 Möhren
1 Zwiebel
90 g Fetakäse
1 Ei
1 Teelöffel Rapsöl
1 Teelöffel Paprikapulver (edelsüß)
Einen halben Teelöffel Thymian (getrocknet)
Einen halben Teelöffel Paprikapulver (rosenscharf)
25 ml Gemüsebrühe
Pfeffer
Salz

Sauce:

300 g Dosentomaten (stückig)
Eine halbe Knoblauchzehe
Eine halbe Zwiebel
Einen halben Teelöffel Olivenöl
Eine Prise Zucker
Pfeffer
Salz

Zubereitung:

1. Zuerst den Backofen auf Ober-/Unterhitze, 200 Grad Celsius, stellen.
2. Dann den Deckel der Paprika ablösen, die Innenwände sowie die Kerne herausnehmen und die Paprika in eine Auflaufform stellen. Das Ganze für zehn Minuten in den Ofen geben.
3. Zwischenzeitlich den Hartweizen nach Anleitung garen. Die Zwiebel danach aus der Schale nehmen und fein zerschneiden. Den Fetakäse lediglich zerbröckeln.
4. Danach die Möhren abschälen und in feine Streifen raspeln.
5. Nun das Rapsöl in eine Pfanne geben und hier das Rinderhack anbraten. Kurz vor Ende der Garzeit die Möhrenraspel sowie die Zwiebel zufügen und alles weitere zwei Minuten braten.
6. Den Hack-Möhren-Zwiebel-Mix im Anschluss aus der Pfanne nehmen und mit dem Fetakäse sowie dem Ei und dem inzwischen fertigen Hartweizen mischen. Das Ganze noch mit Thymian, Pfeffer, den zwei Paprikapulversorten sowie dem Salz würzen.
7. Das Hack-Gemisch nun in die Paprikaschoten füllen, die Gemüsebrühe in die Auflaufform gießen und das Ganze erneut eine halbe Stunde in den Backofen schieben.
8. Während die gefüllten Paprikaschoten garen, die halbe Zwiebel sowie die halbe Knoblauchzehe fein zerhacken und in einem Topf mit Olivenöl dünsten.
9. Den Zwiebel-Knoblauch-Mix mit den Dosentomaten ablöschen und alles eine weitere Viertelstunde köcheln lassen. Danach die Tomatensauce mit Zucker, Pfeffer und Salz abschmecken und mit den gefüllten Paprika servieren.

Nährwerte: *383 kcal, 32 g Kohlenhydrate, 18 g Fett, 21 g Eiweiß*

Überbackene Hähnchenbrust mit Spinat und Schafskäse

Zubereitungsdauer: ca. 40 Minuten, **Schwierigkeitsgrad:** einfach

Zutaten für zwei Portionen:

2 Hähnchenbrustfilets
225 g Spinat (TK)
Eine halbe Zwiebel
1 Teelöffel Sesamöl
50 g Schafskäse
Etwas Muskatnuss
Pfeffer
Salz

Zubereitung:

1. Zuerst den Spinat zum Auftauen in ein Sieb geben. Dann den Backofen auf 200 Grad Celsius Ober-/Unterhitze einschalten.
2. Im Anschluss die Hähnchenbrustfilets kurz abbrausen, trocknen und mit Pfeffer sowie Salz bestreuen.
3. Jetzt das Sesamöl in die Pfanne geben und hier die Hähnchenbrustfilets kurz anrösten und dann wieder aus der Pfanne nehmen.
4. Danach die halbe Zwiebel aus der Schale lösen, fein zerhacken und diese im übrigen Öl in derselben Pfanne anbraten. Kurz darauf den Spinat zufügen und diesen mit Pfeffer, Muskatnuss sowie Salz geschmacklich verfeinern.
5. Die Hähnchenbrustfilets in eine Auflaufform legen, mit dem Spinat bedecken und mit dem zuvor zerbröselten Schafskäse bestreuen.
6. Alles für ungefähr 25 Minuten in den Backofen schieben.

Nährwerte: *310 kcal, 3 g Kohlenhydrate, 14 g Fett, 43 g Eiweiß*

Schinken-Chicorée-Gratin mit Apfel

Zubereitungsdauer: ca. 45 Minuten, **Schwierigkeitsgrad:** einfach

Zutaten für vier Portionen:
12 Scheiben Schinken (geräuchert)
200 g Emmentaler (gerieben)
3 Chicorée (groß)
1 Apfel
2 Esslöffel Kürbiskerne
1 Esslöffel Rapsöl

Zubereitung:
1. Im Vorfeld den Ofen auf Umluft, 170 Grad Celsius, stellen.
2. Danach den Chicorée säubern, den Strunk herausnehmen und in Viertelstücke zerteilen. Jedes dieser Stücke dann mit einer Scheibe geräuchertem Schinken ummanteln und mit Zahnstochern feststecken.
3. Jetzt das Kerngehäuse des Apfels mit einem Ausstecher herauslösen und den Rest in dünne Scheiben teilen.
4. Im Anschluss die Apfelscheiben mit den Chicorée-Stücken in einer Auflaufform schichten. Darüber den geriebenen Emmentaler sowie die Kürbiskerne verteilen und das Ganze für circa 35 Minuten in den Backofen schieben.

Nährwerte: *343 kcal, 8 g Kohlenhydrate, 18 g Fett, 36 g Eiweiß*

Putenschnitzel mit Gemüse und Parmesan

Zubereitungsdauer: ca. 45 Minuten, **Schwierigkeitsgrad:** einfach

Zutaten für zwei Portionen:

2 Putenschnitzel
200 g Kirschtomaten
500 g Brokkoli
75 g Parmesankäse (gerieben)
1 Zwiebel
2 Eier
2 Esslöffel Cremefine (7 %)
2 Esslöffel Olivenöl
Pfeffer
Salz

Zubereitung:

1. Die Putenschnitzel abbrausen, trocknen, flach klopfen und mit Pfeffer sowie Salz verfeinern.
2. Anschließend den Brokkoli in kleine Röschen zerteilen und diese in Salzwasser circa drei Minuten vorgaren. Danach die Brokkoli-Röschen abschrecken und in einem Sieb zum Abtropfen geben.
3. Jetzt noch die Zwiebel abschälen und fein in Stückchen hacken. Die Tomaten lediglich mittig teilen.
4. Danach die Eier mit der Cremefine sowie 50 Gramm des geriebenen Parmesans verrühren. In diesem Eier-Käse-Mix nun die Putenschnitzel wenden und diese dann in eineinhalb Esslöffeln Olivenöl braten.
5. Die Putenschnitzel im Anschluss aus der Pfanne nehmen und warmhalten.
6. Das übrige Olivenöl jetzt in einer weiteren Bratpfanne erhitzen und hier die Zwiebelstückchen dünsten. Sobald die Zwiebeln glasig sind, die Brokkoli-Röschen zufügen und alles weitere zwei Minuten braten.
7. Den Zwiebel-Brokkoli-Mix pfeffern sowie salzen und erst dann die Kirschtomaten zugeben. Nach weiteren drei Minuten ist das Gemüse fertig und kann mit den Putenschnitzeln angerichtet werden. Der restliche Parmesankäse wird über das Ganze gestreut.

Nährwerte: *500 kcal, 10 g Kohlenhydrate, 33 g Fett, 38 g Eiweiß*

Hähnchen-Kürbis-Gulasch

Zubereitungsdauer: ca. 45 Minuten, **Schwierigkeitsgrad:** einfach

Zutaten für vier Portionen:

500 g Hähnchengulasch
500 g Hokkaido-Kürbis
2 Zwiebeln
1 Paprika (grün)
1 l Gemüsebrühe
1 Knoblauchzehe
1 Esslöffel Kartoffelstärke
2 Esslöffel Rapsöl
1 Peperoni (rot)
Ein halbes Bund Oregano (frisch)
Pfeffer
Salz

Zubereitung:

1. Die Zwiebeln sowie die Knoblauchzehe aus ihren Schalen befreien und beides fein hacken.
2. Dann die Paprika würfeln und das Fruchtfleisch des Kürbisses ebenfalls. Die Peperoni in feine Stückchen zerteilen.
3. Jetzt das Rapsöl in die Pfanne geben und darin das Hähnchengulasch rösten. Ist das Fleisch goldbraun gebraten, die Zwiebeln, Knoblauchzehe, Peperoni, Paprika sowie den Kürbis zufügen. Alles mit Pfeffer und Salz geschmacklich in Szene setzen und erst dann mit der Gemüsebrühe löschen.
4. Das Ganze nun einmal zum Kochen bringen und anschließend bei mittlerer Temperatur weitere 20 Minuten garen lassen.
5. Zwischenzeitlich das Bund Oregano abbrausen und klein zerhacken. Die Kartoffelstärke in ein wenig Wasser einrühren und diesen Mix dann in das Hähnchen-Kürbis-Gulasch mischen.
6. Das Gulasch jetzt nur noch erneut mit Pfeffer und Salz abschmecken und beim Anrichten mit dem gehackten Oregano bestreuen. Dazu passen gut Reis oder Vollkornnudeln.

Nährwerte: *580 kcal, 14 g Kohlenhydrate, 46 g Fett, 53 g Eiweiß*

Rindergeschnetzeltes mit Ananas und Sellerie

Zubereitungsdauer: ca. 50 Minuten, **Schwierigkeitsgrad:** normal

Zutaten für zwei Portionen:

1 Knolle Sellerie
2 Rinderschnitzel
250 ml Ananassaft
1 Ananas
5 Esslöffel Sojasauce
3 Esslöffel Balsamico-Essig
1 Bund Lauchzwiebeln
2 Esslöffel Austernsauce
1 Esslöffel Rapsöl
Etwas Kartoffelstärke

Zubereitung:

1. Das Fruchtfleisch der Ananas ohne Strunk aus der Schale schneiden und in kleine Würfel zerteilen.
2. Die Rinderschnitzel abbrausen und in einen Zentimeter breite Streifen zerschneiden.
3. Im Anschluss die Sojasauce mit etwas Kartoffelstärke verrühren und hier das Rindergeschnetzelte marinieren.
4. Während das Fleisch ein wenig durchzieht, die Lauchzwiebeln in dünne Ringe teilen und den Sellerie fein würfeln.
5. Jetzt das Rapsöl in eine Pfanne geben und hier das Rindergeschnetzelte rösten. Das Fleisch nach dem Garungsprozess aus der Bratpfanne nehmen und zum Abtropfen auf ein Küchenpapier legen.
6. In die noch heiße Pfanne dann die Lauchzwiebelringe geben. Nach zwei Minuten die Ananas sowie den Sellerie zufügen und das Ganze nach weiteren fünf Minuten mit dem Ananassaft, der Austernsauce sowie dem Balsamico-Essig auffüllen.
7. Das Ganze einmal zum Kochen bringen und dann das Rindergeschnetzelte dazugeben. Alles gute drei Minuten weiterköcheln lassen.
8. Zu diesem Gericht passt am besten Reis.

Nährwerte: *685 kcal, 20 g Kohlenhydrate, 30 g Fett, 5 g Eiweiß*

Gefüllte Tomaten mit Fetakäse und Parmaschinken

Zubereitungsdauer: ca. 40 Minuten, **Schwierigkeitsgrad:** normal

Zutaten für zwei Portionen:

4 Fleischtomaten
70 g Champignons (frisch)
130 g Parmaschinken
1 Zwiebel
70 g Zucchini
2 Esslöffel Olivenöl
130 g Fetakäse
Pfeffer
Salz

Zubereitung:

1. Die Fleischtomaten unter Wasser abbrausen und die Stiele herauslösen. Dann den Deckel der Tomaten entfernen und das Innere mit einem Löffel herausnehmen.
2. Danach die Champignons sowie die Zucchini säubern und beides in kleine Würfel zerteilen. Die Zwiebel, ohne Schale, ebenfalls fein würfeln. Den Parmaschinken sowie den Fetakäse in dieselbe Form geben.
3. Jetzt das klein geschnittene Gemüse mit dem Fetakäse sowie dem Parmaschinken vermengen und das Ganze mit Pfeffer und Salz verfeinern.
4. Den Gemüse-Schinken-Feta-Mix in die Tomaten füllen und diese in eine Auflaufform geben. Das Ganze mit Olivenöl beträufeln und dann bei 180 Grad Celsius Ober-/Unterhitze für 20 Minuten in den Backofen schieben.

Nährwerte: *541 kcal, 14 g Kohlenhydrate, 38 g Fett, 34 g Eiweiß*

Kabeljaufilet mit Kirschtomaten-Salat

Zubereitungsdauer: ca. 20 Minuten, **Schwierigkeitsgrad:** einfach

Zutaten für zwei Portionen:

200 g Kirschtomaten
2 Stängel Basilikum (frisch)
500 g Kabeljaufilet (2 Stück)
Eine halbe Zitrone
2 Esslöffel Olivenöl
2 Esslöffel Butter
Pfeffer
Salz

Zubereitung:

1. Das Basilikum von den Stielen nehmen und klein schneiden. Die Kirschtomaten säubern und in Hälften teilen.
2. Jetzt die Kabeljaufilets säubern und in einer Pfanne mit dem Olivenöl beidseitig drei bis vier Minuten rösten. Den Fisch im Anschluss pfeffern sowie salzen.
3. Danach den Kabeljau aus der Pfanne nehmen und warm stellen. In derselben Pfanne kurz die halbierten Kirschtomaten mit dem Basilikum erhitzen.
4. Zum Schluss den Kabeljau mit dem Kirschtomaten-Salat anrichten und die Kabeljaufilets mit dem Saft der halben Zitrone beträufeln.

Nährwerte: *426 kcal, 3 g Kohlenhydrate, 28 g Fett, 44 g Eiweiß*

Lamm mit Paprika und Champignons

Zubereitungsdauer: ca. 30 Minuten, **Schwierigkeitsgrad:** einfach

Zutaten für zwei Portionen:

150 g Champignons (frisch)
1 Paprika
400 g Lammfilet
70 g Tomaten (getrocknet)
3 Knoblauchzehen
3 Zweige Thymian (frisch)
2 Zweige Rosmarin (frisch)
2 Esslöffel Olivenöl
Pfeffer
Salz

Zubereitung:

1. Das Lammfilet unter Wasser abbrausen, kurz trocknen und kräftig mit Salz bestreuen.
2. Anschließend das Lammfilet in dem Olivenöl scharf anrösten. Das Filet dann aus der Pfanne nehmen, in eine Auflaufform legen und mit dem Rosmarin sowie dem Thymian belegen. Die Form nun für 20 Minuten bei 180 Grad Celsius Ober-/Unterhitze in den Ofen geben.
3. Während das Lamm im Backofen gart, die Champignons säubern und mittig teilen. Die Paprika hingegen in Streifen zerschneiden und den Knoblauch, ohne Schale, klein würfeln.
4. Danach eine beschichtete Pfanne, ohne Fett, erhitzen und hier zuerst die Knoblauchstückchen anbraten. Kurz darauf die halbierten Champignons sowie die Paprikastreifen zufügen.
5. Jetzt noch kurz die getrockneten Tomaten fein stückeln und auch diese mit in die Pfanne geben. Alles mit Pfeffer sowie Salz würzen.
6. Zum Schluss das Lammfilet aus dem Backofen nehmen, in Scheiben zerschneiden und mit dem Gemüse zusammen anrichten.

Nährwerte: *412 kcal, 11 g Kohlenhydrate, 18 g Fett, 48 g Eiweiß*

Hähnchen-Gulasch nach Jäger-Art

Zubereitungsdauer: ca. 25 Minuten, **Schwierigkeitsgrad:** einfach

Zutaten für zwei Portionen:

120 g Champignons (frisch)
100 ml Cremefine (7 %)
300 g Hähnchenfilet
200 ml Gemüsebrühe
100 g Paprika (rot)
60 g Lauchzwiebeln
2 Esslöffel Sojasauce
2 Esslöffel Erdnussbutter
2 Esslöffel Sesamöl
Pfeffer
Salz

Zubereitung:

1. Das Hähnchenfilet kurz abbrausen und in Würfel teilen. Die Paprika hingegen in dünne Streifen und die Champignons, nach dem Säubern, in Scheiben zerschneiden.
2. Jetzt das Sesamöl in eine Bratpfanne geben und hier die Hähnchenwürfel rösten. Danach das Fleisch aus der Pfanne nehmen und zum Abtropfen auf Küchenpapier legen.
3. In derselben Pfanne anschließend die Paprikastreifen mit den Champignonscheiben anbraten. Das Ganze mit der Gemüsebrühe, der Erdnussbutter, der Cremefine sowie der Sojasauce auffüllen, durchrühren und weitere fünf Minuten köcheln lassen.
4. Danach die Hähnchenwürfel mit in die Sauce geben und alles mit Pfeffer sowie Salz geschmacklich abrunden.
5. Zu guter Letzt noch die Lauchzwiebeln in Ringe teilen und diese mit unter das Gulasch mischen.
6. Vollkornnudeln, aber ebenso Reis schmecken hervorragend zu diesem Gericht.

Nährwerte: *394 kcal, 15 g Kohlenhydrate, 19 g Fett, 44 g Eiweiß*

Zoodles mit Pute in Parmesan-Sauce

Zubereitungsdauer: ca. 30 Minuten, **Schwierigkeitsgrad:** einfach

Zutaten für zwei Portionen:
200 g Cocktailtomaten
1 Zucchini (klein)
300 g Putenfilet
1 Knoblauchzehe
35 g Parmesankäse (gerieben)
25 ml Milch
1 Esslöffel Olivenöl
2 Esslöffel Naturjoghurt
Pfeffer
Salz

Zubereitung:

1. Die Cocktailtomaten nach dem Säubern in Hälften teilen. Danach die Knoblauchzehe aus der Schale nehmen und in feine Stückchen trennen.
2. Das Putenfilet kurz mit Wasser abbrausen und würfeln. Diese anschließend mit dem Olivenöl in einer Bratpfanne scharf anrösten.
3. Im Anschluss die Knoblauchstückchen und die Tomatenhälften zugeben.
4. Die Zucchini nun mittels eines Spiralschneiders in Spaghetti verwandeln.
5. Jetzt den geriebenen Parmesankäse mit dem Naturjoghurt sowie der Milch mit in die Pfanne geben und alles gut verrühren.
6. Alles nun einmal aufkochen und dann mit Pfeffer sowie Salz würzen.
7. Zum Schluss noch die Zoodles mit in die Pfanne geben und alles drei weitere Minuten köcheln lassen.

Nährwerte: *436 kcal, 11 g Kohlenhydrate, 25 g Fett, 41 g Eiweiß*

Lachsfilet mit Pastinaken-Erbsen-Püree

Zubereitungsdauer: ca. 40 Minuten, **Schwierigkeitsgrad:** einfach

Zutaten für zwei Portionen:

50 g Kartoffeln
400 g Lachsfilet (2 Stück)
50 ml Milch
50 g Mandelblättchen
60 g Erbsen
50 ml Sahne
300 g Pastinaken
1 Esslöffel Olivenöl
2 Stängel Dill (frisch)
Etwas Muskatnuss
Salz

Zubereitung:

1. Die Lachsfilets kurz unter Wasser abbrausen, trocknen und in einer Bratpfanne mit dem Olivenöl kurz beidseitig anrösten. Den Fisch danach in eine Auflaufform legen.
2. Anschließend den Dill von den Stängeln nehmen und diesen mit den Mandelblättchen in dieselbe Pfanne geben. Alles gut vermengen und ebenfalls kurz anbraten. Den Mandel-Dill-Mix über dem Lachs verteilen.
3. Bei 160 Grad Celsius Ober-/Unterhitze den Fisch nun 20 Minuten in den Backofen geben.
4. Während der Fisch im Ofen gart, die Kartoffeln sowie die Pastinaken aus der Schale lösen und würfeln. Beides zusammen in ausreichend Salzwasser geben und zwei bis fünf Minuten garen. Kurz vor Ende der Garzeit die Erbsen zufügen und diese circa zwei Minuten mitkochen lassen.
5. Im Anschluss das Ganze abgießen und mit der Milch sowie der Sahne mischen. Alles mit einem Pürierstab in ein feines Püree verwandeln. Dieses mit Muskatnuss sowie Salz abschmecken.
6. Die Lachsfilets mit dem Pastinaken-Erbsen-Püree zusammen servieren.

Nährwerte: *849 kcal, 28 g Kohlenhydrate, 58 g Fett, 48 g Eiweiß*

Seelachsfilet mit buntem Paprikagemüse

Zubereitungsdauer: ca. 20 Minuten, **Schwierigkeitsgrad:** einfach

Zutaten für vier Portionen:

720 g Seelachsfilet (4 Stück)
Eine halbe Paprika (orange)
Eine halbe Paprika (rot)
Eine halbe Paprika (gelb)
4 Teelöffel Butter
6 Stängel Petersilie (frisch)
2 Esslöffel Olivenöl
Etwas Kurkuma
Etwas Cayennepfeffer
Salz

Zubereitung:

1. Die Seelachsfilets säubern und mit Cayennepfeffer, Kurkuma sowie Salz bestreuen.
2. Im Anschluss die Paprika in kleine Würfel zerteilen und die Petersilie fein zerhacken.
3. Nun das Olivenöl in einer Bratpfanne erhitzen und hier die Lachsfilets, von jeder Seite, lediglich eine Minute scharf anrösten. Den Fisch danach in eine Auflaufform legen und diese für zehn Minuten, bei 150 Grad Celsius Ober-/Unterhitze, in den Backofen schieben.
4. Während der Lachs im Ofen gart, das Paprikagemüse mit der Butter in einer Pfanne anrösten und gemeinsam mit dem Lachs anrichten.

Nährwerte: *274 kcal, 8 g Kohlenhydrate, 9 g Fett, 33 g Eiweiß*

Kräuter-Lachs-Omelett

Zubereitungsdauer: ca. 30 Minuten, **Schwierigkeitsgrad:** einfach

Zutaten für zwei Portionen:

3 Eier
Ein Päckchen Kresse
60 g Räucherlachs
2 Esslöffel Rapsöl
2 Esslöffel Schnittlauch-Röllchen (TK)
2 Esslöffel Kefir
300 g Salatgurke
2 Esslöffel Dill (frisch gehackt)
2 Esslöffel Mineralwasser
Pfeffer
Salz

Zubereitung:

1. Die Salatgurke von ihrer Schale befreien, schräg in Scheiben teilen und diese auf zwei Tellern auslegen. Das Ganze mit ein wenig Salz bestreuen.
2. Jetzt den Lachs kurz abbrausen, trocknen und würfeln. Die Kresse abschneiden und ebenfalls säubern.
3. Im Anschluss die Eier mit dem Kefir, dem Mineralwasser, dem Dill, den Schnittlauchröllchen sowie etwas Pfeffer verquirlen.
4. Danach das Rapsöl in einer Bratpfanne erhitzen und hier aus der Eiermasse ein Omelett kreieren. Dieses mit dem Räucherlachs sowie der Kresse bestreuen.
5. Das Omelett zu guter Letzt zusammenklappen und auf die Gurkenscheiben legen.

Nährwerte: *535 kcal, 8 g Kohlenhydrate, 39 g Fett, 52 g Eiweiß*

Thunfischfilet-Reis-Salat mit Frühlingszwiebel

Zubereitungsdauer: ca. 30 Minuten, **Schwierigkeitsgrad:** einfach

Zutaten für vier Portionen:
400 g Reis (braun)
350 g Thunfischfilet
125 g Frühlingszwiebeln
100 ml Tamari (glutenfreie Sojasauce)
2 Esslöffel Reisessig
2 Teelöffel Ingwer (frisch gerieben)
Eineinhalb Esslöffel Mirin (Reiswein)
Eineinhalb Esslöffel Sesamöl
1 Esslöffel Sesam (geröstet)
Einen halben Teelöffel Pfeffer (rot)
200 g Salatgurke
200 g Zuckerschoten
1 Bund Schnittlauch (frisch)

Zubereitung:

1. Die Frühlingszwiebeln in feine Ringe teilen und mit Tamari, Sesamöl, Ingwer, rotem Pfeffer, Mirin, Sesamöl sowie Sesam verrühren. Zwei Esslöffel dieser Sauce an die Seite stellen.
2. Danach den Thunfisch in Würfel teilen und diesen in der Sauce einlegen. Den braunen Reis, wie gewohnt, in Wasser garen.
3. Während der Reis kocht, die Salatgurke aus der Schale nehmen und klein würfeln. Die Zuckerschoten ebenfalls in kleine Stückchen zerteilen.
4. Jetzt den fertigen Reis mit dem Reisessig vermengen. Diesen Mix auf vier Tellern verteilen und den eingelegten Thunfisch dazugeben. Über das Ganze die Salatgurkenwürfel und die Zuckerschotenstückchen geben.
5. Anschließend den Schnittlauch fein hacken und diesen ebenfalls darüberstreuen. Jetzt nur noch die Sauce mit den Sesamsamen darüber verteilen.

Nährwerte: *371 kcal, 38 g Kohlenhydrate, 11 g Fett, 26 g Eiweiß*

Möhren-Fenchel-Gemüse mit Lachsfilet

Zubereitungsdauer: ca. 30 Minuten, **Schwierigkeitsgrad:** einfach

Zutaten für zwei Portionen:

350 g Lachsfilet
3 Möhren
1 Zwiebel
Eine halbe Knolle Fenchel
1 Knoblauchzehe
1 Esslöffel saure Sahne
1 Esslöffel Dill (gehackt)
1 Esslöffel Rapsöl
1 Esslöffel Olivenöl
Pfeffer
Salz

Zubereitung:

1. Vorab den Backofen auf 180 Grad Celsius Ober-/Unterhitze stellen.
2. Dann die Möhren und den Fenchel in feine Scheiben teilen. Die Zwiebel, ohne Schale, in Streifen zerschneiden und den Knoblauch lediglich durch eine Presse drücken.
3. Jetzt noch den Lachs in zwei Steaks teilen und beidseitig mit Salz sowie Pfeffer bestreuen.
4. Danach die Lachsfilets in eine Auflaufform legen und diese für zehn bis zwölf Minuten in den Backofen schieben.
5. Inzwischen das Gemüse mit einem Schuss Wasser sowie dem Oliven- und dem Rapsöl in einem Topf garen. Sobald das Gemüse bissfest gegart ist, die saure Sahne zugießen und den Dill untermischen.
6. Das fertige Gemüse auf zwei Tellern verteilen und obendrauf den gebackenen Lachs legen.

Nährwerte: *1.067 kcal, 20 g Kohlenhydrate, 68 g Fett, 85 g Eiweiß*

Gemüse-Puten-Curry

Zubereitungsdauer: ca. 50 Minuten, **Schwierigkeitsgrad:** einfach

Zutaten für vier Portionen:

250 ml Kokosnussmilch
4 Möhren
500 g Putenbrust
1 Zucchini
1 Bund Lauchzwiebeln
1 Paprika (rot)
1 Paprika (grün)
1 Knoblauchzehe
25 g Ingwer (frisch)
1 Bund Petersilie (frisch)
1 Esslöffel Wasser
Ein Viertelstück Chili
2 Teelöffel Kokosnussöl
2 Teelöffel Currypulver
Pfeffer
Salz

Zubereitung:

1. Die Möhren von ihrer Schale lösen und in feine Scheiben teilen. Die Lauchzwiebeln hingegen in Ringe zerlegen und die Zucchini sowie die Paprikaschoten würfeln.
2. Jetzt noch die Knoblauchzehe, das Stück Chilischote und das Bund Petersilie fein zerhacken. Den Ingwer, ohne Schale, reiben und die Putenbrust in Streifen zerteilen.
3. Danach einen Teelöffel Kokosnussöl in einer Bratpfanne erhitzen und hier zuerst die Putenstreifen scharf anrösten. Kurz darauf die Chilistückchen, den Knoblauch, die Lauchzwiebeln sowie den geriebenen Ingwer untermischen. Das Ganze mit Salz und zwei Teelöffeln Currypulver verfeinern.
4. Das Puten-Gemüse-Gemisch anschließend aus der Pfanne nehmen und an die Seite stellen. In derselben Pfanne nun das übrige Kokosnussöl erhitzen und hier die Möhren, die Paprika sowie die Zucchini, bei geringen Temperaturen, dünsten. Alles mit Pfeffer sowie Salz würzen.
5. Im Anschluss das Puten-Gemüse-Gemisch wieder mit in die Pfanne geben und alles gut vermengen. Danach die Kokosnussmilch zugießen und das Ganze weitere fünf bis acht Minuten köcheln lassen.
6. Am besten schmeckt dieses Gericht mit einer Portion Basmatireis.

Nährwerte: *925 kcal, 56 g Kohlenhydrate, 19 g Fett, 133 g Eiweiß*

Garnelen-Thunfisch-Bowl mit Hummus

Zubereitungsdauer: ca. 30 Minuten, **Schwierigkeitsgrad:** einfach

Zutaten für zwei Portionen:

1 Avocado
250 g Thunfischfilet
1 Kopf Eisbergsalat
100 g Kichererbsen (Dose)
150 g Naturjoghurt
150 g Garnelen (gegart)
Eine Portion Hummus
Ein Bund Petersilie (frisch)
2 Esslöffel Sesamöl
Etwas Zitronensaft
2 Esslöffel Rapsöl
Pfeffer
Salz

Zubereitung:

1. Im Vorfeld den Ofen auf 180 Grad Celsius Ober-/Unterhitze stellen.
2. Nun die Kichererbsen in einem Sieb abtropfen lassen und diese dann auf ein Backblech geben. Das Blech für 20 Minuten in den Ofen schieben.
3. In der Zwischenzeit die Avocado von ihrer Schale befreien, den Kern entfernen und das Fruchtfleisch in dünne Scheiben teilen. Den Salat säubern und in Streifen schneiden. Dann die Petersilie fein zerhacken und den Fisch würfeln.
4. Die Thunfischwürfel nun in dem Rapsöl rundherum kurz anbraten.
5. Zu guter Letzt in einer Bowl den Salat schichten und darauf den Fisch, die Garnelen sowie die Avocado und die gebackenen Kichererbsen legen. Den Hummus hingegen in der Mitte verteilen.
6. Zu guter Letzt aus dem Naturjoghurt, dem Zitronensaft, dem Sesamöl, etwas Pfeffer und Salz ein Dressing mischen. Dieses über das Gericht geben und mit der gehackten Petersilie verfeinern.

Nährwerte: *1.280 kcal, 33 g Kohlenhydrate, 75 g Fett, 107 g Eiweiß*

Seelachs mit knuspriger Decke und Zucchini

Zubereitungsdauer: ca. 40 Minuten, **Schwierigkeitsgrad:** einfach

Zutaten für zwei Portionen:

300 g Seelachsfilet (2 Stück)
6 getrocknete Tomaten (in Öl)
2 Scheiben Knäckebrot
4 Esslöffel Olivenöl
Eine halbe Zucchini
Etwas Thymian (getrocknet)
8 Oliven
Pfeffer
Salz

Zubereitung:

1. Zuerst den Backofen auf 160 Grad Celsius Umluft stellen.
2. Anschließend den Seelachs kurz abbrausen, trocknen und mit Salz sowie Pfeffer bestreuen. Den Fisch dann in eine Auflaufform legen.
3. Jetzt die getrockneten Tomaten sowie die Oliven in kleine Stückchen teilen und die Zucchini würfeln.
4. Das Knäckebrot zerbröseln und mit Pfeffer, Thymian, Salz sowie dem Olivenöl verrühren. Hier auch gleich das Gemüse untermischen und die Masse auf dem Seelachs verteilen.
5. Das Ganze nun für 20 bis 30 Minuten in den Backofen geben.

Nährwerte: *517 kcal, 23 g Kohlenhydrate, 33 g Fett, 27 g Eiweiß*

VEGETARISCHE UND VEGANE GERICHTE

Veggie-Kohlrouladen

Zubereitungsdauer: ca. 60 Minuten, **Schwierigkeitsgrad:** normal

Zutaten für vier Portionen:

120 g Weißkohl
450 ml Gemüsebrühe
80 g Grünkernschrot
40 g Bergkäse
1 Ei
2 Möhren
2 Esslöffel Rapsöl
2 Zwiebeln
4 Esslöffel Walnusskerne
1 Stange Porree
1 Esslöffel Petersilie (gehackt)
Einen halben Teelöffel Thymian (gerebelt)
400 g Magerquark
1 Esslöffel Kokosnussöl
1 Esslöffel Leinöl
2 Esslöffel Gartenkräuter (TK)
Pfeffer
Salz

Zubereitung:

1. Die Möhren sowie die Zwiebeln aus der Schale lösen und würfeln. Den Porree in feine Ringe teilen und alle drei Zutaten dann in einem Esslöffel Rapsöl anrösten.
2. Kurz darauf den Grünkernschrot unter das Gemüse rühren und alles zwei bis drei Minuten dünsten lassen. Das Ganze anschließend mit 300 Milliliter Gemüsebrühe auffüllen.
3. Alles einmal zum Kochen bringen und im Anschluss 20 bis 30 Minuten, bei mittlerer Temperatur, köcheln lassen.
4. Zwischenzeitlich die Weißkohlblätter kurz in kochendem Wasser blanchieren, abschrecken und trocknen.
5. Jetzt noch die Walnüsse fein zerhacken, den Bergkäse reiben und beide Zutaten mit dem Ei, den Kräutern, dem Gemüse aus der Pfanne sowie etwas Salz und Pfeffer vermengen.
6. Die Masse anschließend auf die Weißkohlblätter verteilen, aufrollen und fixieren.
7. Nun das Kokosnussöl in einem Bräter erhitzen und hier die Veggie-Kohlrouladen anrösten. Danach die übrige Gemüsebrühe zugießen und das Ganze zugedeckt 25 Minuten köcheln lassen.
8. Während die Veggie-Rouladen garen, den Magerquark mit den oben genannten Kräutern sowie dem Leinöl verrühren und den Kräuterquark mit den Rouladen zusammen servieren.

Nährwerte: *1.230 kcal, 48 g Kohlenhydrate, 77 g Fett, 75 g Eiweiß*

Kunterbunte Gemüse-Mix-Pfanne

Zubereitungsdauer: ca. 30 Minuten, **Schwierigkeitsgrad:** einfach

Zutaten für zwei Portionen:

250 ml Gemüsebrühe
100 g Karotten
200 g grüne Bohnen (TK)
2 Paprika (rot)
2 Knoblauchzehen
100 g Schmand
1 Zwiebel
200 g Champignons (frisch)
3 Teelöffel Rapsöl

Zubereitung:

1. Die Karotten in Scheiben zerschneiden und die Paprikaschoten in Streifen teilen. Die Champignons säubern und ebenfalls in Scheiben zerteilen. Die Bohnen lediglich auftauen.
2. Danach noch die Zwiebel sowie die Knoblauchzehen, ohne Schale, fein zerhacken.
3. Anschließend das Rapsöl in der Pfanne erhitzen und hier die Knoblauch- und Zwiebelstücke andünsten. Nach fünf Minuten die Champignonscheiben zugeben und alles weitere fünf Minuten rösten.
4. Jetzt die Karotten, die Bohnen und die Paprika zufügen und alles nach weiteren fünf Minuten mit der Gemüsebrühe ablöschen.
5. Das Ganze so lange köcheln lassen bis das Gemüse bissfest gegart ist.
6. Zum Schluss nur noch den Schmand einrühren.

Nährwerte: *605 kcal, 36 g Kohlenhydrate, 40 g Fett, 20 g Eiweiß*

Buntes Grill-Gemüse

Zubereitungsdauer: ca. 35 Minuten, **Schwierigkeitsgrad:** einfach

Zutaten für zwei Portionen:

2 Zucchini
1 Paprika (gelb)
1 Paprika (grün)
1 Paprika (rot)
1 Knoblauchzehe
2 Zwiebeln
3 Esslöffel Olivenöl
2 Teelöffel Petersilie (gehackt)
Etwas Thymian
Pfeffer (schwarz)
Meersalz

Zubereitung:

1. Das gesamte Gemüse unter Wasser säubern. Dann die Zwiebeln, ohne Schale, achteln und die Paprikaschoten in Würfel zerteilen. Die Zucchini in dünne Scheiben zerschneiden und die Knoblauchzehe, ebenfalls schalenlos, fein zerhacken.
2. Danach den Backofen auf 180 Grad Celsius Ober-/Unterhitze stellen und das zerkleinerte Gemüse in einer Auflaufform vermengen.
3. Jetzt das Olivenöl über das Gemüse verteilen und alles mit dem schwarzen Pfeffer sowie Salz würzen. Die Petersilie sowie etwas Thymian ebenfalls darüberstreuen.
4. Das Gemüse nun in der Form noch einmal durchmischen und anschließend für 25 bis 30 Minuten in den Backofen geben.

Nährwerte: *527 kcal, 44 g Kohlenhydrate, 29 g Fett, 16 g Eiweiß*

Quinoa-Tofu-Bowl mit Brokkoli

Zubereitungsdauer: ca. 40 Minuten, **Schwierigkeitsgrad:** einfach

Zutaten für zwei Portionen:

200 g Tofu (Natur)
200 g Brokkoli
400 ml Wasser
200 g Quinoa
2 Esslöffel Sesamsamen (schwarz)
2 Esslöffel Sesamsamen (hell)
2 Esslöffel Kokosnussöl
1 Chilischote (rot)
2 Esslöffel Hefeflocken
1 Fenchelknolle
6 Champignons
80 g Sojasprossen
80 g Rucola
40 g Mandeln (gehobelt)
Ein halbes Bund Petersilie

Zubereitung:

1. Zuallererst gilt es, die Quinoa zusammen mit dem Wasser in einen Kochtopf zu füllen und diesen bei niedrigen Temperaturen eine Viertelstunde zu garen. Nach den 15 Minuten den Topf von der Herdplatte nehmen und die Quinoa weitere fünf Minuten quellen lassen.
2. Während die Quinoa vor sich hin köchelt, den Brokkoli säubern und in kleine Röschen zerteilen. Den Strunk hingegen klein würfeln und alles im Anschluss in ausreichend Salzwasser ungefähr drei Minuten blanchieren. Danach den Brokkoli in ein Küchensieb gießen und mit kaltem Wasser abschrecken.
3. Jetzt noch den schwarzen Sesamsamen mit dem hellen mischen und den Tofu in einen Zentimeter breite Streifen zerteilen. Die Tofu-Streifen dann in dem Sesam-Mix wälzen.
4. Anschließend die Hälfte des Kokosnussöls in einer Bratpfanne erhitzen und hier den Tofu rösten. Diesen danach aus der Pfanne nehmen und warm stellen.
5. Danach den Fenchel in Stücke zerteilen und die Champignons in Scheiben zerschneiden.
6. Nun das übrige Kokosnussöl in dieselbe Pfanne geben und hier das gesamte Gemüse fünf Minuten braten.
7. Dann die Chilischote fein zerhacken und die Sojasprossen abgießen. Beides für zwei Minuten mit in die Pfanne geben.
8. Zu guter Letzt den zuvor gesäuberten Rucola auf den Teller verteilen, das Gemüse darüber geben und obendrauf die Tofu-Streifen legen. Das Ganze mit der Petersilie, den Mandeln sowie den Hefeflocken bestreuen.

Nährwerte: *990 kcal, 86 g Kohlenhydrate, 49 g Fett, 51 g Eiweiß*

Ricotta-Spinat-Bratlinge in Champignon-Tomaten-Sauce

Zubereitungsdauer: ca. 60 Minuten, **Schwierigkeitsgrad:** einfach

Zutaten für zwei Portionen:

200 g Babyspinat
125 g Ricotta
250 g Champignons (frisch)
200 ml Gemüsebrühe
400 g Dosentomaten (stückig)
2 Knoblauchzehen
1 Ei
2 Zwiebeln
4 Esslöffel Paniermehl (Vollkorn)
3 Esslöffel Olivenöl
1 Teelöffel Zitronenabrieb
2 Teelöffel Tomatenmark
2 Esslöffel Süßlupinenmehl
Etwas Basilikum
Pfeffer
Salz

Zubereitung:

1. Den Babyspinat verlesen, abbrausen und trocknen. Dann eine Zwiebel sowie eine Knoblauchzehe aus der Schale nehmen und in feine Stückchen hacken.
2. Die Knoblauch- sowie Zwiebelstücken dann in einem Esslöffel Olivenöl andünsten. Danach den Babyspinat zufügen und alles circa drei Minuten köcheln lassen. Sobald der Spinat in sich zusammengefallen ist, diesen herausnehmen, ausdrücken und grob zerteilen.
3. Den Spinat-Knoblauch-Mix anschließend mit dem Ei, dem Süßlupinenmehl, der Ricotta, dem Paniermehl sowie dem Zitronenabrieb verrühren. Das Ganze salzen und pfeffern.
4. Aus dem Mix nun zwei Bratlinge kreieren, diese auf einen Teller geben und in die Kühlung stellen.
5. Jetzt die übrige Zwiebel sowie Knoblauchzehe schälen, fein zerhacken und mit einem weiteren Esslöffel Olivenöl in der Pfanne rösten.
6. Die Champignons säubern, vierteln und ebenfalls in die Pfanne geben. Nach drei Minuten das Tomatenmark untermischen und nach weiteren drei Minuten die Gemüsebrühe sowie die Dosentomaten zugießen.
7. Die Sauce mit Pfeffer sowie Salz geschmacklich verfeinern und dann eine weitere Viertelstunde köcheln lassen.
8. Im Anschluss das übrige Olivenöl in einer anderen Pfanne erhitzen und hier die kalt gestellten Bratlinge rösten.
9. Sind diese von allen Seiten goldgelb angebraten, können diese mit der Tomatensauce angerichtet werden. Alles mit etwas Basilikum bestreuen.

Nährwerte: *500 kcal, 24 g Kohlenhydrate, 30 g Fett, 28 g Eiweiß*

Vollkornnudeln mit Artischocken und Mozzarella

Zubereitungsdauer: ca. 25 Minuten, **Schwierigkeitsgrad:** einfach

Zutaten für zwei Portionen:
200 g Vollkornnudeln
60 g Mozzarella
50 g Artischocken (Glas)
20 g Pinienkerne
5 g Oregano (frisch)
1 Knoblauchzehe
1 Bund Rosmarin (frisch)
4 Esslöffel Olivenöl
Pfeffer
Salz

Zubereitung:

1. Zuerst die Vollkornnudeln, wie gewohnt, in Salzwasser garen.
2. Während die Nudeln kochen, das Basilikum sowie den Rosmarin säubern und fein zerhacken. Gleiches mit der Knoblauchzehe vornehmen.
3. Die Artischocken lediglich abtropfen lassen und in grobe Stücke zerteilen.
4. Anschließend die Pinienkerne in einer fettfreien Pfanne rösten und dann abkühlen lassen. Den Mozzarella hingegen grob zerrupfen.
5. Jetzt das Olivenöl in einer Bratpfanne erhitzen und hier den zerhackten Knoblauch dünsten. Kurz darauf den Rosmarin sowie den Thymian zufügen und danach die Artischocken untermischen.
6. Nach circa zwei Minuten den Mozzarella und die jetzt fertigen Vollkornnudeln dazugeben und das Ganze mit Pfeffer sowie Salz verfeinern.
7. Sobald der Mozzarella geschmolzen ist, kann das Ganze angerichtet werden.

Nährwerte: *657 kcal, 74 g Kohlenhydrate, 33 g Fett, 21 g Eiweiß*

Zoodles auf Rucola mit Tofu-Tomatensauce

Zubereitungsdauer: ca. 45 Minuten, **Schwierigkeitsgrad:** einfach

Zutaten für zwei Portionen:

150 g Rucola
100 g Tofu
50 ml Dosentomaten (passiert)
2 Zucchini
1 Zwiebel
1 Knoblauchzehe
2 Esslöffel Olivenöl
1 Esslöffel Kräuter der Provinz
Pfeffer
Salz

Zubereitung:

1. Die Zucchini säubern und mittels eines Sparschälers in dünne Streifen zerteilen.
2. Im Anschluss die Knoblauchzehe sowie die Zwiebel aus der Schale nehmen und beides in feine Stücke hacken. Den Tofu ebenfalls stückeln oder zerbröseln.
3. Danach das Olivenöl in einer Bratpfanne erhitzen und hier die Zwiebel- und Knoblauchstückchen dünsten. Sobald diese glasig angeschwitzt sind, den Tofu zufügen und alles weitere zwei bis drei Minuten rösten lassen.
4. Anschließend die Zoodles unter den Mix heben und nach circa drei Minuten die Dosentomaten zugießen. Das Ganze fünf Minuten köcheln lassen und dann mit den Kräutern der Provinz, Pfeffer sowie Salz würzen.
5. Während alles noch ein wenig vor sich hin köchelt, den Rucola säubern und auf Teller legen. Darauf dann die Zoodles mit dem Tofu legen.

Nährwerte: *345 kcal, 25 g Kohlenhydrate, 16 g Fett, 22 g Eiweiß*

Hokkaido-Lauch-Curry mit Linsen

Zubereitungsdauer: ca. 30 Minuten, **Schwierigkeitsgrad:** einfach

Zutaten für zwei Portionen:

1 Stange Lauch
150 ml Gemüsebrühe
400 g Hokkaido-Kürbis
1 Knoblauchzehe
1 Teelöffel gemischte Kräuter (TK)
1 Teelöffel Olivenöl
100 g Naturjoghurt
60 g Linsen (rot)
1 Teelöffel Tomatenmark
Etwas Currypulver
Pfeffer
Salz

Zubereitung:

1. Das Fruchtfleisch des Hokkaido-Kürbisses würfeln und den Lauch in feine Ringe zerteilen.
2. Die Knoblauchzehe aus der Schale nehmen und fein zerhacken.
3. Danach das Olivenöl in eine Pfanne geben und hier die Knoblauchstückchen kurz anrösten. Nach zwei bis drei Minuten den Hokkaido zufügen und alles weitere drei Minuten braten.
4. Jetzt das Currypulver sowie das Tomatenmark untermischen und das Ganze mit der Gemüsebrühe auffüllen. Alles mit Pfeffer und Salz geschmacklich verfeinern und anschließend zugedeckt weitere zehn Minuten garen lassen.
5. Nach den zehn Minuten die roten Linsen sowie die Lauchringe untermischen und das Curry weitere acht Minuten köcheln lassen.
6. Währenddessen den Naturjoghurt mit den gemischten Kräutern verrühren und mit Pfeffer sowie Salz würzen.
7. Das Curry auf Tellern verteilen und mit dem Kräuter-Joghurt, als Tupfen, verfeinern.

Nährwerte: *375 kcal, 55 g Kohlenhydrate, 5 g Fett, 27 g Eiweiß*

Zucchini gefüllt mit Mozzarella und Champignons

Zubereitungsdauer: ca. 45 Minuten, **Schwierigkeitsgrad:** normal

Zutaten für zwei Portionen:
250 g Champignons (frisch)
2 Zucchini
90 g geriebenen Mozzarella (light)
2 Zwiebeln
2 Paprika (rot)
2 Teelöffel Butter
4 Esslöffel Cremefine (7 %)
Pfeffer
Salz

Zubereitung:

1. Zuerst den Backofen auf 170 Grad Celsius Umluft stellen. Dann die Zucchini längs zerschneiden und das Innere mit einem Löffel entfernen. Die ausgehöhlten Zucchini auf ein Backblech mit Backpapier legen.
2. Danach die Champignons säubern und in kleine Würfel zerschneiden. Die Paprikaschoten in dieselbe Form bringen und die Zwiebeln, ohne Schale, fein zerhacken.
3. Im Anschluss die Butter in eine Pfanne geben und hier zuerst die Zwiebelstückchen dünsten. Dann die Champignon- sowie Paprikawürfel zufügen und kurz mitbraten lassen.
4. Das Ganze nach circa fünf Minuten mit der Cremefine verfeinern und mit Pfeffer sowie Salz würzen.
5. Den Mix aus der Pfanne nun in die Zucchini füllen, mit dem geriebenen Mozzarella bestreuen und für 20 Minuten in den Backofen schieben.

Nährwerte: *482 kcal, 21 g Kohlenhydrate, 32 g Fett, 26 g Eiweiß*

Gegrillter Gemüse-Mix mit Avocado-Sauce

Zubereitungsdauer: ca. 30 Minuten, **Schwierigkeitsgrad:** einfach

Zutaten für zwei Portionen:

250 g Kirschtomaten
50 g Naturjoghurt
2 Möhren
250 g Kartoffeln
1 Avocado
75 g Blattsalat-Mix
10 g Petersilie (gehackt)
2 Esslöffel Olivenöl
Pfeffer
Salz

Zubereitung:

1. Vorab den Ofen auf Ober-/Unterhitze, 225 Grad Celsius, stellen.
2. Während der Backofen sich auf Temperaturen bringt, die Möhren von ihrer Schale befreien und in Scheiben teilen. Die Kartoffeln, ebenfalls ohne Schale, würfeln und die Kirschtomaten lediglich vierteln.
3. Danach das Olivenöl mit etwas Pfeffer sowie Salz mischen.
4. Anschließend das zerkleinerte Gemüse auf ein Blech mit Backpapier legen und den Olivenöl-Mix darüber geben.
5. Das Ganze muss jetzt nur noch für ungefähr 25 Minuten in den Backofen.
6. In der Zwischenzeit die Petersilie grob zerhacken und diese mit dem Fruchtfleisch der Avocado sowie dem Naturjoghurt fein pürieren. Den Mix mit Pfeffer sowie Salz würzen.
7. Den Blattsalat-Mix nun auf Tellern legen, darauf das Ofengemüse verteilen und mit der Avocado-Sauce verfeinern.

Nährwerte: *410 kcal, 49 g Kohlenhydrate, 21 g Fett, 9 g Eiweiß*

Quinoa-Bouletten

Zubereitungsdauer: ca. 35 Minuten, **Schwierigkeitsgrad:** einfach

Zutaten für zwei Portionen:

300 ml Wasser

2 Eier

100 g Quinoa

2 Esslöffel Buchweizenmehl

1 Esslöffel gemischte Kräuter (TK)

1 Esslöffel Kokosnussöl

Pfeffer

Salz

Zubereitung:

1. Die Quinoa abbrausen und dann mit den 300 Millilitern Wasser zusammen in einen Topf geben. Bei niedrigen Temperaturen muss die Quinoa nun vor sich hin köcheln, bis das Wasser verkocht ist. Die fertige Quinoa anschließend zum Abkühlen an die Seite stellen.
2. Zwischenzeitlich die Eier mit etwas Salz, Pfeffer und den gemischten Kräutern verrühren. Danach die Quinoa sowie das Buchweizenmehl unter den Eier-Mix mischen.
3. Im Anschluss daran das Kokosnussöl in einer Bratpfanne erhitzen. Aus dem Quinoa-Teig kleine Bouletten formen und diese im Öl goldbraun rösten.

Nährwerte: *296 kcal, 40 g Kohlenhydrate, 9 g Fett, 11 g Eiweiß*

Gebackener Blumenkohl-Kürbis-Mix

Zubereitungsdauer: ca. 40 Minuten, **Schwierigkeitsgrad:** einfach

Zutaten für zwei Portionen:

500 g Butternut-Kürbis
100 g Creme legere
700 g Blumenkohl
2 Teelöffel Paprikapulver (edelsüß)
20 g Sesamsamen
8 Esslöffel Olivenöl
1 Teelöffel Kümmel
4 Messerspitzen Pfeffer
Salz

Zubereitung:

1. Zuerst den Backofen auf 180 Grad Celsius Umluft stellen.
2. Dann den Butternut-Kürbis aus seiner Schale lösen und das Fruchtfleisch in 0,5 Zentimeter dicke Scheiben zerteilen.
3. Den Blumenkohl nach dem Säubern lediglich in kleine Röschen trennen. Die Blumenkohlröschen mit den Kürbisscheiben in einer Schüssel mischen.
4. In einer anderen Schüssel nun das Olivenöl mit dem Sesam, dem Paprikapulver, dem Pfeffer, Salz sowie dem Kümmel verrühren und über den Kürbis-Blumenkohl-Mix gießen.
5. Jetzt ein Backblech mit Backpapier auslegen und hier das marinierte Gemüse drauf verteilen.
6. Nach einer Backzeit von 20 bis 25 Minuten kann das gebackene Gemüse mit der Creme legere serviert werden.

Nährwerte: *993 kcal, 48 g Kohlenhydrate, 78 g Fett, 17 g Eiweiß*

Auberginen-Lasagne

Zubereitungsdauer: ca. 60 Minuten, **Schwierigkeitsgrad:** normal

Zutaten für zwei Portionen:

500 g Dosentomaten (stückig)
80 g Kokosnussöl
60 g Parmesan (gerieben)
2 Auberginen
2 Eier
1 Zwiebel (rot)
4 Esslöffel Basilikum (gehackt)
2 Knoblauchzehen
2 Teelöffel Salz
Einen halben Teelöffel Thymian (getrocknet)
Einen halben Teelöffel Oregano (getrocknet)
Einen halben Teelöffel Rosmarin (getrocknet)
Eine Messerspitze Pfeffer

Zubereitung:

1. Die Auberginen kurz abbrausen und in fünf Millimeter dünne Scheiben zerteilen. Diese dann in ein Küchensieb geben und mit Salz bestreuen. Gute 20 Minuten gilt es, die Auberginenscheiben nun ziehen zu lassen. Danach das Salz einfach abspülen.
2. Während die Auberginen ziehen, die Zwiebel aus der Schale nehmen und in kleine Würfel schneiden. Die Knoblauchzehe nach dem Abschälen durch eine Presse drücken.
3. Nun die Hälfte des Kokosnussöls in einem Kochtopf erhitzen und hier die Zwiebelwürfel und den Knoblauch dünsten.
4. Den Knoblauch-Zwiebel-Mix dann nach zwei bis drei Minuten mit den stückigen Dosentomaten mischen. Das Ganze mit den genannten Kräutern samt Salz und Pfeffer geschmacklich verfeinern. Danach die Tomatensauce noch weitere 20 Minuten köcheln lassen.
5. Währenddessen die Eier schon einmal mit dem Parmesankäse verrühren und hier die Auberginenscheiben eintauchen. Diese anschließend im übrigen Kokosnussöl goldbraun anrösten.
6. Die gerösteten Auberginenscheiben zum Schluss im Wechsel mit der Tomatensauce auf den Tellern schichten und servieren.

Nährwerte: *440 kcal, 36 g Kohlenhydrate, 20 g Fett, 25 g Eiweiß*

Curry-Senf-Eier

Zubereitungsdauer: ca. 20 Minuten, **Schwierigkeitsgrad:** einfach

Zutaten für zwei Portionen:

200 ml Kokosnussmilch

4 Eier

1 Esslöffel Kokosnussöl

1 Zwiebel

1 Bund Schnittlauch (frisch)

1 Esslöffel Senfkörner

Eineinhalb Teelöffel Currypulver

Einen halben Teelöffel Kurkuma

Einen halben Esslöffel Mohn

1 Teelöffel Kümmel (ganze Körner)

1 Teelöffel Salz

Zubereitung:

1. Zuerst die Eier hart kochen. Dann mittels einer Küchenmaschine die Senfkörner sowie den Mohn zermalmen.
2. Danach einen Esslöffel Wasser zum Mohn-Senfkörner-Mix geben und alles mit einem Löffel verrühren.
3. Anschließend die Zwiebel, ohne Schale, fein zerhacken.
4. Den Kümmel im Kokosnussöl erhitzen und kurz darauf die Zwiebelstückchen zufügen.
5. Nach zwei Minuten das Currypulver, die Kurkuma sowie das Salz zugeben und alles eine weitere Minute braten.
6. Dann den Senfkörner-Mohn-Mix zufügen und alles weitere zwei Minuten rösten. Das Ganze dann mit der Kokosnussmilch auffüllen und weitere drei Minuten köcheln lassen.
7. Nun die Eier in Hälften teilen und diese mit in die Sauce legen. Beim Anrichten das Ganze noch mit zuvor zerhacktem Schnittlauch bestreuen.

Nährwerte: *469 kcal, 14 g Kohlenhydrate, 38 g Fett, 15 g Eiweiß*

Champignons gefüllt mit Bohnen und Gemüse

Zubereitungsdauer: ca. 25 Minuten, **Schwierigkeitsgrad:** einfach

Zutaten für zwei Portionen:

2 Portobello-Champignons
225 ml weiße Cannellini-Bohnen (Dose)
200 g Grünkohl
1 Knoblauchzehe
2 Esslöffel Olivenöl
100 ml Gemüsebrühe
100 g geriebenen Mozzarella (light)
Etwas Zitronensaft
Pfeffer
Salz

Zubereitung:

1. Den Backofen auf 190 Grad Celsius Ober-/Unterhitze vorheizen.
2. Im Anschluss die Champignons säubern und sowohl über die Kappen als auch auf die Kiemenseiten etwas Olivenöl verteilen. Die Pilze dann mit ein wenig Pfeffer sowie Salz bestreuen.
3. Jetzt die Pilze auf ein Backblech mit Backpapier legen und dieses für zehn Minuten in den Ofen schieben.
4. Zwischenzeitlich einen Esslöffel Olivenöl in einer Pfanne erhitzen und hier den zuvor zerhackten Knoblauch anrösten.
5. Nach zwei Minuten den Grünkohl zugeben und nach weiteren fünf Minuten die Gemüsebrühe zugießen.
6. Das Ganze einmal aufkochen und erst dann die Bohnen sowie etwas Zitronensaft untermischen.
7. Sobald die meiste Flüssigkeit verdampft ist, den Pfanneninhalt in die Kappen der Champignons geben. Darüber den geriebenen Mozzarella streuen und die gefüllten Pilze erneut für drei Minuten in den Backofen geben.

Nährwerte: *333 kcal, 38 g Kohlenhydrate, 15 g Fett, 17 g Eiweiß*

Veggie-Quiche

Zubereitungsdauer: ca. 60 Minuten, **Schwierigkeitsgrad:** normal

Zutaten für acht Portionen:

8 Eier
1 Zwiebel
150 g Champignons (frisch)
125 ml Mandelmilch
1 Knoblauchzehe
8 Stangen Spargel (weiß)
50 g Parmesankäse (gerieben)
1 Esslöffel Butter (weich)
125 g Spinat
1 Esslöffel Olivenöl
1 Teelöffel Kurkuma
1 Teelöffel Salz
Einen halben Teelöffel Pfeffer (schwarz)

Zubereitung:

1. Zuerst den Backofen auf 200 Grad Celsius Ober-/Unterhitze stellen. Danach eine Kuchenform, Durchmesser 22 Zentimeter, mit der weichen Butter einpinseln und die Form anschließend mit dem geriebenen Parmesankäse ausstreuen.
2. Dann gilt es, die Zwiebel, schalenlos, zu hacken. Gleiches mit der Knoblauchzehe vornehmen.
3. Die Champignons hingegen säubern und in Scheiben zerschneiden und den Spinat ebenfalls grob hacken. Den Spargel putzen und stückeln.
4. Anschließend das Olivenöl in einer Bratpfanne erhitzen und hier die Zwiebelstückchen mit einem halben Teelöffel Salz andünsten.
5. Nach zwei Minuten den Spinat, die Spargelstücke, die Champignonscheiben sowie den Knoblauch zufügen und das Ganze weitere drei Minuten rösten. Danach die Pfanne vom Herd nehmen.
6. Jetzt die Eier mit der Milch, der Kurkuma, dem übrigen Salz sowie dem schwarzen Pfeffer verrühren. Die halbe Menge der Eier-Mischung in die Form gießen und die gesamte Gemüsemischung dazugeben. Erst dann den restlichen Eier-Mix zugießen.
7. Zwischen 45 und 55 Minuten muss die Quiche nun in den Backofen.

Nährwerte: *151 kcal, 7 g Kohlenhydrate, 10 g Fett, 10 g Eiweiß*

Avocado-Apfel-Salat mit Hirse

Zubereitungsdauer: ca. 35 Minuten, **Schwierigkeitsgrad:** einfach

Zutaten für vier Portionen:

400 ml Gemüsebrühe

200 g Hirse

2 Äpfel

1 Avocado

1 Zitrone

1 Zwiebel

4 Esslöffel Apfelsaft

4 Esslöffel Olivenöl

1 Lorbeerblatt

Eine Messerspitze Paprikapulver (edelsüß)

Pfeffer

Salz

Zubereitung:

1. Die Gemüsebrühe zusammen mit der Hirse in einem Topf zum Kochen bringen. Dann das Lorbeerblatt zufügen und die Hirse circa 25 Minuten garen lassen.
2. Anschließend das Lorbeerblatt aus der Hirse nehmen, die Hirse abgießen und diese mit einem Esslöffel Olivenöl, Paprikapulver, Pfeffer sowie Salz verfeinern.
3. Aus dem Zitronensaft, dem Apfelsaft sowie dem übrigen Öl dann ein schmackhaftes Dressing mischen. Dieses ebenfalls mit Pfeffer sowie Salz würzen.
4. Jetzt noch die Zwiebel aus der Schale lösen und in feine Stückchen schneiden. Das Fruchtfleisch der Avocado hingegen klein würfeln. Die Äpfel abschälen und in dieselbe Form bringen.
5. Zum Schluss die Zwiebelstücke mit den Apfel- und Avocadowürfeln vermengen und erst dann die Hirse untermischen. Das Dressing unterrühren.

Nährwerte: *426 kcal, 39 g Kohlenhydrate, 28 g Fett, 39 g Eiweiß*

Gefüllte Veggie-Paprika

Zubereitungsdauer: ca. 65 Minuten, **Schwierigkeitsgrad:** einfach

Zutaten für zwei Portionen:

2 Paprika (rot)
2 Eier
1 Möhre
5 Champignons (frisch)
50 g Spinat
Pfeffer
Salz

Zubereitung:

1. Vorab den Backofen auf 180 Grad Celsius Ober-/Unterhitze einschalten.
2. Danach die Paprika abbrausen und anschließend rundum den Stiel einschneiden, um den Deckel abzunehmen.
3. Jetzt noch die Möhre abschälen und diese fein raspeln. Die Champignons säubern und würfeln.
4. Im Anschluss den Spinat abbrausen, klein zerteilen und diesen mit den Champignons, den Möhrenraspel und den Eiern mischen. Das Ganze pfeffern und salzen.
5. Den Gemüse-Eier-Mix nun in die Paprikaschoten füllen, mit dem abgetrennten Deckel wieder verschließen und in eine Auflaufform stellen.
6. Diese dann für eine Dreiviertelstunde in den Backofen schieben.

Nährwerte: *1.067 kcal, 20 g Kohlenhydrate, 68 g Fett, 85 g Eiweiß*

SUPPEN UND EINTÖPFE

Champignon-Gemüse-Eintopf mit Garnelen

Zubereitungsdauer: ca. 40 Minuten, **Schwierigkeitsgrad:** einfach

Zutaten für vier Portionen:
300 g Karotten
300 g Champignons (frisch)
375 g Garnelen
130 ml Kokosnussmilch
500 ml Rinderbrühe
500 ml Wasser
3 Süßkartoffeln
1 Zwiebel
2 Stangen Sellerie
4 Knoblauchzehen
2 Lorbeerblätter
1 Teelöffel Thymian (getrocknet)
1 Teelöffel Majoran (getrocknet)
1 Esslöffel Olivenöl
1 Esslöffel Ghee
1 Teelöffel Pfeilwurzelstärke
1 Esslöffel Petersilie (frisch gehackt)
Pfeffer
Salz

Zubereitung:

1. Die Garnelen kurz abbrausen, trocknen und mit dem Olivenöl in einer Pfanne goldbraun rösten. Anschließend die Garnelen aus der Pfanne nehmen und erst einmal an die Seite stellen.
2. Danach die Champignons säubern und vierteln. Die Zwiebel, den Knoblauch, die Süßkartoffeln sowie die Karotten erst schälen und dann in Würfel teilen. Den Stangensellerie fein stückeln.
3. Jetzt in dieselbe Pfanne das Ghee mit den Zwiebelstücken geben und beides anbraten. Nach circa zwei Minuten die Pfeilwurzelstärke mit den Champignons, den Süßkartoffeln, den Karotten sowie dem Sellerie zufügen und alles mit dem Thymian und dem Majoran verfeinern.
4. Nach ungefähr fünf Minuten das Ganze mit der Kokosnussmilch, der Rinderbrühe sowie dem Wasser auffüllen. Die Lorbeerblätter, den Knoblauch sowie etwas Pfeffer und Salz gleich mit dazugeben.
5. Nun den Topf schließen und den Eintopf weitere 15 bis 20 Minuten garen lassen, bis das Gemüse bissfest ist.
6. Zum Schluss nur noch die Garnelen zufügen und den Eintopf mit der zuvor frisch gehackten Petersilie bestreuen.

Nährwerte: *282 kcal, 32 g Kohlenhydrate, 7 g Fett, 24 g Eiweiß*

Grünkohl-Süßkartoffel-Eintopf

Zubereitungsdauer: ca. 50 Minuten, **Schwierigkeitsgrad:** einfach

Zutaten für vier Portionen:

150 g Grünkohl
500 ml Brühe
4 Knoblauchzehen
7 Süßkartoffeln
1 Zwiebel
2 Karotten
500 g Rinderhack
450 ml Wasser
150 ml Kokosnussmilch
1 Teelöffel Thymian (getrocknet)
1 Teelöffel Oregano (getrocknet)
1 Teelöffel Rosmarin (getrocknet)
1 Esslöffel Olivenöl
Pfeffer
Salz

Zubereitung:

1. Die Karotten und die Süßkartoffeln abschälen und dann würfeln. Anschließend die Zwiebel sowie die Knoblauchzehen, ebenfalls schalenlos, fein stückeln und den Grünkohl in Streifen zerteilen.
2. Danach das Olivenöl in einem Kochtopf erhitzen und hier zuerst die Zwiebelstückchen mit dem Rinderhack rösten.
3. Im Anschluss die Karotten- und die Süßkartoffelwürfel zufügen und alles weitere fünf Minuten braten. Das Ganze dann mit der Brühe und dem Wasser ablöschen. Die Kräuter sowie Gewürze und den Knoblauch dazugeben.
4. Alles so lange weiterköcheln lassen, bis die Karotten und die Kartoffeln gar sind. Erst dann den Grünkohl untermischen und alles weitere zehn Minuten köcheln lassen.
5. Jetzt noch die Kokosnussmilch einrühren und den Eintopf erneut mit Pfeffer sowie Salz verfeinern.

Nährwerte: *429 kcal, 45 g Kohlenhydrate, 13 g Fett, 31 g Eiweiß*

Avocado-Erbsensuppe

Zubereitungsdauer: ca. 30 Minuten, **Schwierigkeitsgrad:** einfach

Zutaten für zwei Portionen:

220 g Erbsen

1 Knoblauchzehe

500 ml Gemüsebrühe

2 Avocados

7 Minzblätter

1 Zwiebel

1 Limette

1 Esslöffel Olivenöl

Zubereitung:

1. Zuerst die Erbsen in ausreichend Wasser vorgaren.
2. Während diese kochen, die Zwiebel und die Knoblauchzehe abschälen und beides fein zerhacken.
3. Jetzt das Olivenöl in einem Kochtopf erhitzen und hier die Knoblauch- sowie Zwiebelstückchen anrösten.
4. Anschließend die vorgegarten Erbsen zufügen und das Ganze sofort mit der Gemüsebrühe auffüllen.
5. Jetzt noch die Minzblätter fein hacken, das Fruchtfleisch der Avocados würfeln und die Schale der Limette abreiben und diese dann auspressen.
6. Die Minze, die Avocadowürfel, einen Teelöffel Limettensaft sowie etwas Limettenabrieb nun miteinander vermengen. Das Ganze salzen und pfeffern.
7. Zum Schluss die Erbsensuppe fein pürieren und diese ebenfalls mit Pfeffer und Salz geschmacklich in Szene setzen.
8. Dann nur noch den Limetten-Avocado-Mix auf Tellern verteilen und die Erbsensuppe darüber geben.

Nährwerte: *593 kcal, 35 g Kohlenhydrate, 40 g Fett, 12 g Eiweiß*

Gemüse-Reis-Suppe mit Hähnchen

Zubereitungsdauer: ca. 50 Minuten, **Schwierigkeitsgrad:** einfach

Zutaten für zwei Portionen:

125 g Reis
3 Karotten
3 Stangen Sellerie
750 ml Brühe
2 Hähnchenkeulen
2 Teelöffel Petersilie (gehackt)
1 Zwiebel
1 Esslöffel Olivenöl
Pfeffer
Salz

Zubereitung:

1. Den Sellerie sowie die Karotten schälen und stückeln. Die Zwiebel aus der Schale lösen und fein zerhacken.
2. Das Olivenöl nun in einem Kochtopf erhitzen und hier die Zwiebelstückchen sowie das Gemüse anbraten.
3. Kurz darauf die Brühe zugießen, die Hähnchenkeulen hineinlegen und den Reis untermischen. Das Ganze bei niedrigen Temperaturen, zugedeckt, eine Dreiviertelstunde köcheln lassen.
4. Danach die Hähnchenkeulen aus der Suppe nehmen, das Fleisch vom Knochen entfernen und wieder in die Suppe geben.
5. Jetzt nur noch die Gemüse-Reis-Suppe mit Pfeffer sowie Salz abschmecken und mit der frisch zerhackten Petersilie bestreuen.

Nährwerte: *608 kcal, 57 g Kohlenhydrate, 18 g Fett, 55 g Eiweiß*

Karotten-Ingwer-Suppe

Zubereitungsdauer: ca. 30 Minuten, **Schwierigkeitsgrad:** einfach

Zutaten für zwei Portionen:

600 ml Rinderbrühe
500 g Karotten
1 Orange (Bio)
150 ml Kokosnussmilch
2 Schalotten
1 Stück Ingwer (1 cm)
100 g Sojasprossen
100 ml Wasser
1 Teelöffel Kurkuma
1 Esslöffel Olivenöl
Meersalz

Zubereitung:

1. Die Karotten von ihrer Schale lösen und würfeln. Die Schalotten ebenfalls aus der Schale nehmen und fein zerhacken.
2. Beide Zutaten mit dem Olivenöl in eine Pfanne geben und anrösten. Nach drei Minuten das Wasser sowie die Rinderbrühe zugießen und das Gemüse bissfest garen.
3. In der Zwischenzeit die Orange auspressen und den Saft mit der Kokosnussmilch und der Kurkuma in die Suppe rühren. Danach den Ingwer reiben und diesen ebenfalls untermischen.
4. Zu guter Letzt die Karotten-Ingwer-Suppe fein pürieren, mit etwas Salz abschmecken und auf Tellern verteilen. Die Sprossen auf die Suppe legen.

Nährwerte: *300 kcal, 38 g Kohlenhydrate, 10 g Fett, 6 g Eiweiß*

Sauerkraut-Suppe

Zubereitungsdauer: ca. 15 Minuten, **Schwierigkeitsgrad:** einfach

Zutaten für zwei Portionen:

300 g Sauerkraut
1 Süßkartoffel
1 Zwiebel
Einen halben Becher saure Sahne
500 ml Brühe
Eine Prise Chilipulver
Eine Prise Salz
1 Esslöffel Rapsöl
Einen halben Teelöffel Kümmel

Zubereitung:

1. Das Sauerkraut erst in ein Küchensieb, zum Abtropfen, füllen. Dann das Kraut klein schneiden.
2. Im Anschluss die Zwiebel aus der Schale nehmen und fein zerhacken. Die Zwiebelstückchen dann in dem Rapsöl dünsten. Nach ungefähr fünf Minuten das Sauerkraut unter die Zwiebel mischen und nach weiteren fünf Minuten die Brühe zugießen. Alles mit Salz und Kümmel geschmacklich in Szene setzen.
3. Während die Suppe weitere zehn Minuten vor sich hin gart, die Süßkartoffel aus ihrer Schale lösen und diese in die Suppe reiben. Alles gut verrühren.
4. Nach fünf Minuten die saure Sahne in die Sauerkrautsuppe mischen und das Ganze mit dem Chilipulver würzen.

Nährwerte: 369 kcal, 23 g Kohlenhydrate, 22 g Fett, 11 g Eiweiß

Kürbis-Ingwer-Suppe

Zubereitungsdauer: ca. 50 Minuten, **Schwierigkeitsgrad:** einfach

Zutaten für zwei Portionen:

200 ml Kokosnussmilch
1 Hokkaido-Kürbis
1 Zwiebel
200 ml Gemüsebrühe
1 Chilischote
50 g Ingwer (frisch)
2 Esslöffel Olivenöl
Eine halbe Stange Zitronengras
1 Teelöffel Currypulver
Eine Prise Zucker
Eine Prise Pfeffer
Eine Prise Salz

Zubereitung:

1. Das Fruchtfleisch aus dem Hokkaido-Kürbis lösen und dieses in drei Zentimeter große Würfel zerschneiden.
2. Die Zwiebel, schalenlos, fein zerhacken und den Ingwer ebenfalls, ohne Schale, fein reiben. Das Zitronengras lediglich stückeln.
3. Jetzt alle drei Zutaten in dem Olivenöl anrösten. Das Ganze anschließend mit der Brühe auffüllen und einmal aufkochen. Bei mittleren Temperaturen die Suppe so lange köcheln lassen, bis das Kürbisfruchtfleisch weich ist.
4. Danach die Suppe fein pürieren, die Kokosnussmilch unterrühren und alles weitere fünf Minuten köcheln lassen.
5. Zum Schluss die zuvor zerhackte Chilischote unter die Suppe rühren und das Ganze mit dem Currypulver, der Prise Zucker sowie Pfeffer und Salz würzen.

Nährwerte: *585 kcal, 46 g Kohlenhydrate, 40 g Fett, 9 g Eiweiß*

Blumenkohl-Suppe mit Hähnchen

Zubereitungsdauer: ca. 40 Minuten, **Schwierigkeitsgrad:** einfach

Zutaten für vier Portionen:

1 Blumenkohl
150 g Hähnchenbrustfilet
5 Karotten
1 Lorbeerblatt
500 ml Wasser
Ein Teelöffel Brühe (trocken)
Ein halbes Bund Schnittlauch (frisch)
Salz

Zubereitung:

1. Den Blumenkohl säubern und in kleine Stückchen teilen. Die Karotten hingegen erst abschälen und dann in dünne Scheiben zerteilen. Das Hähnchenfilet klein würfeln.
2. Im Anschluss den Blumenkohl mit dem Hähnchen, den Karotten sowie dem Lorbeerblatt in einen Kochtopf geben und das Ganze mit dem Wasser auffüllen.
3. Die Suppe nun einmal aufkochen und die Brühe einrühren. Danach den Topf schließen und das Ganze 20 Minuten, bei mittleren Temperaturen, köcheln lassen.
4. Zum Schluss die Suppe mit etwas Salz abschmecken und mit dem zuvor in Ringe geschnittenem Schnittlauch bestreuen.

Nährwerte: *280 kcal, 14 g Kohlenhydrate, 4 g Fett, 27 g Eiweiß*

Pastinaken-Zucchini-Suppe

Zubereitungsdauer: ca. 30 Minuten, **Schwierigkeitsgrad:** einfach

Zutaten für zwei Portionen:

500 ml Gemüsebrühe
2 Zucchini
1 Knoblauchzehe
1 Pastinake
1 Gemüsezwiebel
Eine halbe Chilischote (rot)
1 Esslöffel Limettensaft
1 Esslöffel Kokosnussöl
Eine Prise Pfeffer
Eine Prise Salz

Zubereitung:

1. Die Zucchini abbrausen, die Enden entfernen und den Rest in breite Scheiben teilen.
2. Dann von der Zwiebel sowie von der Knoblauchzehe die Schale entfernen und beides fein zerhacken. Die Pastinake, ebenfalls ohne Schale, in breite Scheiben zerschneiden und die Chilischote fein stückeln.
3. Jetzt das Kokosnussöl in einem Kochtopf erhitzen und hier das gesamte Gemüse ungefähr acht Minuten anrösten.
4. Anschließend die Gemüsebrühe zugießen und das Ganze, zugedeckt, zehn Minuten garen lassen.
5. Zu guter Letzt die Suppe fein pürieren und mit dem Limettensaft sowie Pfeffer und Salz würzen.

Nährwerte: *171 kcal, 24 g Kohlenhydrate, 2 g Fett, 8 g Eiweiß*

Cremige Rote-Bete-Suppe

Zubereitungsdauer: ca. 50 Minuten, **Schwierigkeitsgrad:** einfach

Zutaten für vier Portionen:

3 Schalotten
400 g Rote Bete
400 ml Gemüsebrühe
100 ml Cremefine (7 %)
1 Sternanis
200 g Knollensellerie
4 Esslöffel Crème fraîche (light)
1 Lorbeerblatt
Ein halbes Bund Petersilie (frisch)
1 Esslöffel Zitronensaft
1 Esslöffel Kokosnussöl
Etwas Muskatnuss
Salz
Pfeffer

Zubereitung:

1. Die Schalotten aus ihrer Schale lösen und fein würfeln. Danach die Knollensellerie sowie die Rote Bete abschälen und diese grob würfeln. Den Sternanis in einer Küchenmaschine zerkleinern und die Petersilie zerhacken.
2. Im Anschluss die Schalottenwürfel im Kokosnussöl andünsten. Nach circa fünf Minuten die Knollensellerie sowie die Rote Bete zufügen und alles weitere fünf Minuten rösten.
3. Jetzt die Gemüsebrühe zugießen und die Suppe einmal zum Kochen bringen. Dann das Lorbeerblatt sowie den Sternanis zugeben und das Ganze fein pürieren.
4. In die pürierte Suppe nun die Creme fraiche einrühren und das Ganze mit Pfeffer, Muskatnuss sowie Salz abschmecken. Erneut die Suppe zum Kochen bringen und den Zitronensaft untermischen. Die fertige Suppe jetzt nur noch mit der Petersilie bestreuen.

Nährwerte: *260 kcal, 25 g Kohlenhydrate, 7 g Fett, 14 g Eiweiß*

Kohl-Chorizo-Eintopf

Zubereitungsdauer: ca. 45 Minuten, **Schwierigkeitsgrad:** einfach

Zutaten für vier Portionen:

750 ml Gemüsebrühe
1 kg Weißkohl
1 Möhre
1 Zwiebel
100 g Chorizo
Ein halbes Bund Petersilie (frisch)
Einen halben Teelöffel Kümmel
1 Esslöffel Kokosnussöl
Salz

Zubereitung:

1. Die äußeren Blätter vom Weißkohl lösen, dann den Kohlkopf mittig teilen und den Strunk herausschneiden. Den Rest in Streifen zerteilen.
2. Anschließend die Möhre sowie die Zwiebel abschälen. Die Zwiebel danach fein würfeln und die Möhre in feine Stifte trennen.
3. Nun die Zwiebelwürfel im Kokosöl anrösten. Nach circa fünf Minuten den zerkleinerten Weißkohl zufügen.
4. Nach ungefähr zehn Minuten die Gemüsebrühe zugießen und alles einmal ordentlich durchmischen. Jetzt die Möhren, etwas Salz sowie den Kümmel unterrühren.
5. Im Anschluss daran die Chorizo-Wurst in dünne Scheiben zerschneiden und auch diese in den Eintopf geben. Bei mittlerer Hitze muss der Eintopf nun noch 10 bis 15 Minuten garen.
6. In dieser Zeit die Petersilie fein zerhacken und beim Anrichten über den Eintopf streuen.

Nährwerte: *218 kcal, 15 g Kohlenhydrate, 11 g Fett, 12 g Eiweiß*

Pizza-Eintopf

Zubereitungsdauer: ca. 30 Minuten, **Schwierigkeitsgrad:** einfach

Zutaten für vier Portionen:

250 g Rinderhack
500 g Dosentomaten (passiert)
1 Zwiebel
100 g Champignons (frisch)
1 Paprika (rot)
200 ml Cremefine (7 %)
100 g Frischkäse
1 Teelöffel Oregano (getrocknet)
1 Esslöffel Kokosnussöl
Einen halben Teelöffel Basilikum (getrocknet)
Pfeffer
Salz

Zubereitung:

1. Die Zwiebel aus der Schale lösen und in feine Stückchen zerschneiden. Die Paprika sowie die Champignons nach dem Säubern würfeln.
2. Anschließend das Kokosnussöl in einem Topf erhitzen und hier zuerst die Zwiebeln dünsten. Nach fünf Minuten das Rinderhack untermischen und dieses rösten.
3. Sobald das Hack angebraten ist, die Champignon- und Paprikawürfel zufügen und alles einmal ordentlich durchrühren.
4. Nach weiteren fünf Minuten Bratzeit dann die Dosentomaten zufügen und die Cremefine gleich mit.
5. Danach noch das Oregano, das Basilikum, den Frischkäse sowie die Gemüsebrühe zugeben und alles erneut gut mischen.
6. Die Suppe nun bei niedrigen Temperaturen zehn Minuten köcheln lassen und am Ende mit Pfeffer sowie Salz würzen.

Nährwerte: *295 kcal, 16 g Kohlenhydrate, 17 g Fett, 19 g Eiweiß*

Kokosnuss-Spinat-Suppe

Zubereitungsdauer: ca. 20 Minuten, **Schwierigkeitsgrad:** einfach

Zutaten für zwei Portionen:

250 g Babyspinat (TK)

150 ml Gemüsebrühe

1 Zwiebel

400 ml Kokosnussmilch

1 Esslöffel Olivenöl

Pfeffer

Salz

Zubereitung:

1. Die Zwiebel aus ihrer Schale lösen und klein würfeln. Den Spinat auftauen.
2. Jetzt in dem Olivenöl die Zwiebelwürfel anrösten und nach fünf Minuten den Spinat dazugeben. Sobald dieser in sich zusammenfällt, gilt es, die Kokosnussmilch sowie die Gemüsebrühe zuzugießen.
3. Nach einer weiteren Garzeit von ungefähr fünf Minuten wird die Suppe dann fein püriert und mit Pfeffer sowie Salz geschmacklich abgerundet.

Nährwerte: *673 kcal, 22 g Kohlenhydrate, 59 g Fett, 9 g Eiweiß*

Brokkoli-Creme-Suppe

Zubereitungsdauer: ca. 30 Minuten, **Schwierigkeitsgrad:** einfach

Zutaten für zwei Portionen:

1 Brokkoli
100 ml Cremefine (15 %)
200 ml Gemüsebrühe
1 Schalotte
1 Esslöffel Sesamsamen
200 ml Wasser
1 Teelöffel Sesamöl
Pfeffer
Salz

Zubereitung:

1. Den Brokkoli unter Wasser abbrausen und dann in kleine Röschen zerteilen.
2. Danach die Schale von der Schalotte nehmen und fein würfeln. Die Schalottenwürfel anschließend in dem Sesamöl rösten.
3. Das Ganze nun mit der Gemüsebrühe sowie dem Wasser auffüllen und alles einmal zum Kochen bringen.
4. Jetzt die Brokkoliröschen zufügen und die Temperatur auf mittlere Stufe stellen. Nach zehn Minuten die Cremefine zugießen.
5. Im Anschluss die Suppe von der Herdplatte nehmen und fein pürieren. Alles mit Pfeffer sowie Salz würzen und mit den Sesamkörnern bestreuen.

Nährwerte: *250 kcal, 10 g Kohlenhydrate, 17 g Fett, 9 g Eiweiß*

Spargel-Suppe mit Zitronennote

Zubereitungsdauer: ca. 55 Minuten, **Schwierigkeitsgrad:** einfach

Zutaten für zwei Portionen:

300 g Spargel (weiß)
500 ml Spargelwasser
30 g Butter
50 ml Cremefine (7 %)
1 Teelöffel Johannisbrotkernmehl
Etwas Muskatnuss
Eine Prise Xylit (Zuckerersatz)
Pfeffer
Salz

Zubereitung:

1. Den weißen Spargel schälen, holzige Enden entfernen und in 700 ml kochendem Wasser mit einer Prise Salz und Xylit, circa 15 bis 20 Minuten, garen.
2. Anschließend den Spargel abgießen und 500 Milliliter des Spargelwassers dabei auffangen.
3. Sobald die Spargelstangen ein wenig abgekühlt sind, diese in drei bis vier Zentimeter lange Stücke teilen.
4. Jetzt die Butter in einem Kochtopf erhitzen und hier das Johannisbrotkernmehl einrühren und das Ganze ein bisschen anschwitzen lassen.
5. Schluckweise nun den halben Liter Spargelwasser unter ständigem Rühren zugießen. Dann den Topf von der Herdplatte nehmen und die Cremefine untermischen.
6. Die Suppe dann mit etwas Muskatnuss, Zitronensaft, Pfeffer sowie Salz geschmacklich verfeinern und erst dann die Spargelstücke wieder in die Suppe geben.

Nährwerte: *353 kcal, 11 g Kohlenhydrate, 24 g Fett, 7 g Eiweiß*

Paprika-Möhren-Suppe

Zubereitungsdauer: ca. 30 Minuten, **Schwierigkeitsgrad:** einfach

Zutaten für vier Portionen:

2 Karotten
6 Paprika (rot)
2 Schalotten
200 g Crème fraîche
Eine halbe Knolle Sellerie
2 Sternanis
1 l Gemüsebrühe
2 Lorbeerblätter
Ein halbes Bund Schnittlauch (frisch)
1 Stück Ingwer (2 cm)
2 Esslöffel Tomatenmark
2 Esslöffel Olivenöl
Etwas Muskatnuss
Salz

Zubereitung:

1. Die Paprikaschoten säubern und klein würfeln. Gleiches mit der Schalotte vornehmen, natürlich ohne Schale.
2. Danach den Ingwer von der Schale lösen und fein zerreiben. Den Schnittlauch in Röllchen schneiden.
3. Jetzt das Olivenöl in einem Kochtopf erhitzen und hier das klein geschnittene Gemüse anrösten. Nach gut zehn Minuten die Gemüsebrühe zugießen und den Ingwer, den Sternanis sowie die Lorbeerblätter dazugeben.
4. Ungefähr 20 Minuten muss die Suppe jetzt bei mittlerer Temperatur köcheln.
5. Im Anschluss gilt es, erst einmal den Sternanis sowie die Lorbeerblätter wieder aus der Suppe zu entfernen. Erst dann darf der Stabmixer zum Einsatz kommen und das Ganze fein pürieren.
6. Zu guter Letzt die Crème fraîche einrühren und die Suppe mit Pfeffer, Muskatnuss sowie Salz würzen.

Nährwerte: *384 kcal, 30 g Kohlenhydrate, 27 g Fett, 6 g Eiweiß*

Sellerie-Tomaten-Suppe

Zubereitungsdauer: ca. 30 Minuten, **Schwierigkeitsgrad:** einfach

Zutaten für drei Portionen:

200 g Dosentomaten (stückig)
Eine halbe Chilischote (rot)
250 ml Dosentomaten (passiert)
1 Stange Sellerie
1 Schalotte
1 Knoblauchzehe
1 Esslöffel Olivenöl
Pfeffer
Salz

Zubereitung:

1. Die Schale von der Schalotte entfernen und in feine Würfel schneiden. Dann die Enden von dem Sellerie abschneiden und in dünne Scheiben teilen.
2. Im Anschluss die Knoblauchzehe, ebenfalls ohne Schale, durch eine Presse drücken. Die Chilischote fein zerhacken.
3. Danach das Olivenöl in einem Kochtopf erhitzen und hier den Knoblauch mit der Schalotte und dem Sellerie anbraten. Das Ganze nach circa fünf Minuten mit den passierten und den stückigen Dosentomaten löschen und alles einmal zum Kochen bringen.
4. Anschließend die mittlere Temperatur wählen und die Suppe, zugedeckt, 20 Minuten köcheln lassen.
5. Zum Schluss Salz sowie Pfeffer zum Abschmecken verwenden.

Nährwerte: *343 kcal, 19 g Kohlenhydrate, 8 g Fett, 9 g Eiweiß*

Miso-Suppe mit Linsen

Zubereitungsdauer: ca. 30 Minuten, **Schwierigkeitsgrad:** einfach

Zutaten für zwei Portionen:

2 Teelöffel Reis-Miso
2 Karotten
125 g Linsen (gekocht)
500 ml Gemüsebrühe
2 Esslöffel Kokosnussöl
Eine halbe Stange Lauch

Zubereitung:

1. Die Karotten abschälen, der Länge nach teilen und dann in Scheiben zerschneiden. Den Lauch hingegen in 0,5 Zentimeter lange Stücke zerteilen.
2. Danach das Kokosnussöl in einem Kochtopf erhitzen und hier die Karottenscheiben kurz andünsten.
3. Nun so viel Brühe zugießen, dass die Karotten mit der Brühe bedeckt sind. Das Ganze einmal zum Kochen bringen und dann bei mittlerer Hitze so lange köcheln lassen, bis das Gemüse bissfest gegart ist.
4. Kurz bevor die Karotten fertig sind, gilt es allerdings noch, den Lauch zuzufügen.
5. Zum Schluss die bereits gekochten Linsen in die Suppe geben.
6. Vor dem Servieren auf jeden Teller jeweils einen Teelöffel Miso-Reis geben und darüber die Suppe verteilen.

Nährwerte: *535 kcal, 20 g Kohlenhydrate, 3 g Fett, 30 g Eiweiß*

BEILAGEN UND SNACKS

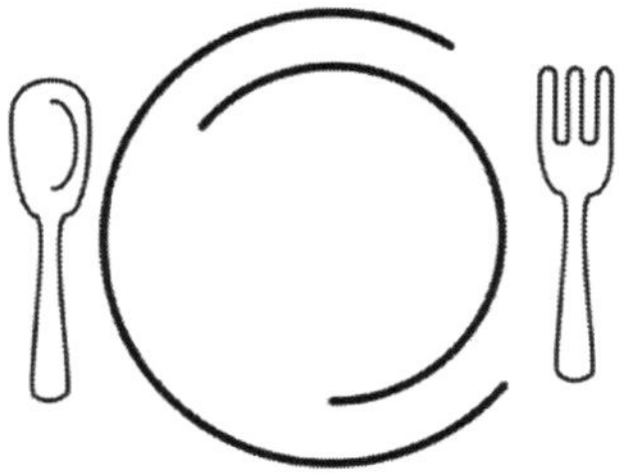

Gerösteter Gemüse-Mix

Zubereitungsdauer: ca. 45 Minuten, **Schwierigkeitsgrad:** einfach

Zutaten für zwei Portionen:
2 Zwiebeln
1 Paprika (grün)
1 Paprika (rot)
1 Paprika (gelb)
2 Zucchini
1 Knoblauchzehe
3 Esslöffel Olivenöl
1 Teelöffel Thymian (gehackt)
1 Teelöffel Petersilie (gehackt)
Pfeffer
Salz

Zubereitung:
1. Zuerst den Backofen auf 160 Grad Celsius Umluft stellen.
2. Dann die Zucchini sowie die Paprikaschoten würfeln und die Knoblauchzehe sowie die Zwiebel, ohne Schale, fein zerhacken.
3. Jetzt das gesamte Gemüse mit dem Olivenöl, den Kräutern sowie Pfeffer und Salz vermischen und den Mix in eine Auflaufform füllen.
4. Das Gemüse zu guter Letzt für eine halbe Stunde in den Backofen geben.

Nährwerte: *246 kcal, 24 g Kohlenhydrate, 17 g Fett, 7 g Eiweiß*

Käse-Zucchini-Puffer

Zubereitungsdauer: ca. 60 Minuten, **Schwierigkeitsgrad:** normal

Zutaten für vier Portionen:

120 g Parmesan (gerieben)
4 Eier
900 g Zucchini
1 Zitrone
2 Zwiebeln
3 Esslöffel Mandelmehl
2 Prisen Salz
1 Teelöffel Olivenöl

Zubereitung:

1. Zuerst den Saft aus der Zitrone pressen.
2. Anschließend die Zucchini abbrausen, trocknen, die Enden abschneiden und die Zucchini in grobe Stücke reiben. Die Zucchiniraspel dann mit dem Zitronensaft sowie einer Prise Salz verrühren und das Ganze eine halbe Stunde an die Seite stellen.
3. Währenddessen die Zwiebeln aus der Schale nehmen und fein würfeln.
4. Nach der halben Stunde die Zucchiniraspel ausdrücken. Dann die Eier mit dem Parmesankäse, dem Mandelmehl, etwas Salz und den Zwiebelwürfeln verrühren und hier gleich die Zucchiniraspel untermischen.
5. Zu guter Letzt das Olivenöl in einer Bratpfanne erhitzen und aus dem Zucchini-Mix knusprige Puffer zubereiten.

Nährwerte: *316 kcal, 15 g Kohlenhydrate, 19 g Fett, 21 g Eiweiß*

Hokkaido-Spätzle

Zubereitungsdauer: ca. 30 Minuten, **Schwierigkeitsgrad:** einfach

Zutaten für vier Portionen:

200 g Vollkornmehl
100 g Hokkaido-Kürbis
2 Eier
2 Esslöffel Butter
50 ml Milch
1 Prise Muskatnuss
2 Prisen Salz

Zubereitung:

1. Die Eier mit der Milch mischen. Danach das Vollkornmehl einrühren und das Ganze mit einer Prise Muskatnuss sowie Salz verfeinern.
2. Jetzt den Hokkaido-Kürbis, ohne Schale und Kerne, in feine Raspel verwandeln und diese unter den Teig heben.
3. Im Anschluss einen großen Topf mit Wasser und einer Prise Salz füllen und dieses zum Kochen bringen.
4. Den Hokkaido-Spätzle-Teig durch ein Spätzle-Sieb ins kochende Wasser drücken.
5. Sobald die Spätzle oben auf dem Wasser schwimmen, diese mit einer Kelle herausnehmen.
6. Zum Schluss die Butter in einer Bratpfanne erhitzen und hier die Hokkaido-Spätzle kurz anrösten.

Nährwerte: *266 kcal, 37 g Kohlenhydrate, 10 g Fett, 11 g Eiweiß*

Nuss-Hummus

Zubereitungsdauer: ca. 15 Minuten, **Schwierigkeitsgrad:** einfach

Zutaten für vier Portionen:

250 g Kichererbsen (Dose)
75 ml Olivenöl
1 Knoblauchzehe
25 g Tahin
65 g Macadamia-Nüsse (ungesalzen)
Einen halben Teelöffel Xylit (Zuckerersatz)
Einen halben Teelöffel Salz
Etwas Paprikapulver (geräuchert)

Zubereitung:

1. In einer fettfreien Bratpfanne zuerst die Macadamia-Nüsse kurz anrösten und anschließend beiseitestellen.
2. Danach die Knoblauchzehe aus der Schale lösen und fein zerhacken. Die Kichererbsen lediglich abtropfen lassen und die Flüssigkeit in einem Behälter auffangen.
3. Danach die Kichererbsen mit 50 Milliliter Dosenwasser fein pürieren. In das Kichererbsen-Mus dann das Tahin, das Olivenöl, den Knoblauch, Xylit, Salz sowie drei Viertel der Macadamia-Nüsse geben. Das Ganze erneut so lange pürieren, bis eine homogene Masse entstanden ist.
4. Die übrigen Macadamia-Nüsse grob zerkleinern.
5. Jetzt den Nuss-Hummus auf Tellern verteilen, mit dem geräucherten Paprikapulver bestreuen und die zerkleinerten Macadamia-Nüsse darüber geben.

Nährwerte: *397 kcal, 14 g Kohlenhydrate, 35 g Fett, 7 g Eiweiß*

Schafskäse-Avocado-Dip

Zubereitungsdauer: ca. 10 Minuten, **Schwierigkeitsgrad:** einfach

Zutaten für zwei Portionen:

70 g Schafskäse
1 Avocado
2 Limetten
2 Knoblauchzehen
Pfeffer
Salz

Zubereitung:

1. Zuerst den Saft aus den Limetten pressen. Dann das Fruchtfleisch der Avocado aus der Schale lösen und dieses mit dem Limettensaft mischen.
2. Die Knoblauchzehen, ohne Schale, durch eine Presse drücken und diesen mit dem zerbröselten Schafskäse zum Avocado-Limetten-Mix geben.
3. Alles nun ausgiebig pürieren und am Ende mit Pfeffer sowie Salz nach Geschmack würzen.

Nährwerte: *290 kcal, 13 g Kohlenhydrate, 22 g Fett, 7 g Eiweiß*

Salat Allerlei mit geräuchertem Lachs

Zubereitungsdauer: ca. 30 Minuten, **Schwierigkeitsgrad:** einfach

Zutaten für vier Portionen:

300 g Kirschtomaten
200 g Salatgurke
1 Knolle Fenchel
1 Radicchio
250 g Heidelbeeren
1 Friséesalat
175 g Räucherlachs
35 ml Rapsöl
2 Esslöffel Olivenöl
Saft einer halben Zitrone
5 Esslöffel Ahornsirup
1 Esslöffel Petersilie (gehackt)

Zubereitung:

1. Die Fenchelknolle mittig teilen und in Streifen zerschneiden. Dann die Salate abbrausen und den Radicchio ebenfalls in Streifen zerteilen. Die Tomaten lediglich halbieren und die Salatgurke nach dem Schälen in Scheiben trennen. Den Räucherlachs in Streifen zerschneiden und die Heidelbeeren säubern.
2. Anschließend das Olivenöl in einer Bratpfanne erhitzen und hier den Fenchel fünf Minuten rösten. Diesen dann erst einmal zur Seite stellen.
3. Danach die anderen klein geschnittenen Zutaten in einer Schüssel vermengen.
4. Jetzt das Rapsöl mit dem Ahornsirup sowie dem Zitronensaft verrühren und das Dressing unter den Salat mischen.
5. Zu guter Letzt den Salat auf Tellern verteilen, den Fenchel darüber verteilen und darauf die Lachsstreifen legen. Alles mit der gehackten Petersilie bestreuen.

Nährwerte: *820 kcal, 14 g Kohlenhydrate, 17 g Fett, 12 g Eiweiß*

Fruchtiger Mango-Avocado-Salat mit Mozzarella

Zubereitungsdauer: ca. 30 Minuten, **Schwierigkeitsgrad:** einfach

Zutaten für vier Portionen:

2 Kugeln Mozzarella

2 Avocados

200 g Rucola

2 Teelöffel Zitronensaft

1 Mango

Zubereitung:

1. Die Avocado von ihrer Schale lösen, den Kern entfernen und das Fruchtfleisch in Würfel zerteilen. Diese dann mit dem Zitronensaft beträufeln.
2. Jetzt noch die Mango aus ihrer Schale befreien, den Kern ebenfalls herausnehmen und das Fruchtfleisch in dieselbe Form bringen.
3. Die Mozzarella-Kugeln ebenso würfeln. Den Rucola lediglich kurz abbrausen und trocken schütteln.
4. Zum Schluss alle Zutaten miteinander mischen und schon kann der Salat serviert werden.

Nährwerte: *448 kcal, 7 g Kohlenhydrate, 36 g Fett, 15 g Eiweiß*

Tomatige Focaccia

Zubereitungsdauer: ca. 45 Minuten, **Schwierigkeitsgrad:** einfach

Zutaten für sechs Portionen:

150 g Hüttenkäse
70 g Mandeln (gemahlen)
30 g Sesamsamen
40 g getrocknete Tomaten (in Öl)
25 g Butter
30 g Sonnenblumenkerne
15 g Goldleinsamenmehl
1 Teelöffel Backpulver (stärkefrei)
Einen halben Teelöffel Salz
3 Eier

Zubereitung:

1. Den Ofen zuerst auf Umluft, 180 Grad Celsius, stellen.
2. Anschließend die Butter zum Schmelzen bringen und die Sonnenblumenkerne mit den Sesamsamen gemeinsam zu Mehl verarbeiten. In einer Küchenmaschine gelingt dies am einfachsten.
3. Danach den Hüttenkäse mit der geschmolzenen Butter sowie den Eiern verrühren. Hier im Anschluss auch gleich die Mandeln, das Salz, das Backpulver, den Rosmarin, das Goldleinsamenmehl sowie die gemahlenen Sonnenblumenkerne und den Sesam untermischen.
4. Die Masse auf ein Backblech mit Backpapier streichen und dieses für zwölf Minuten in den Backofen schieben.
5. Zwischenzeitlich die getrockneten Tomaten ein wenig ausdrücken und klein stückeln. Diese dann nach der angegebenen Backzeit in den Teig drücken und das Ganze weitere 18 Minuten in den Ofen geben.

Nährwerte: *690 kcal, 3 g Kohlenhydrate, 65 g Fett, 14 g Eiweiß*

Gebackene Champignons

Zubereitungsdauer: ca. 35 Minuten, **Schwierigkeitsgrad:** einfach

Zutaten für zwei Portionen:

2 Knoblauchzehen

400 g Champignons (frisch)

3 Teelöffel Kräuter der Provinz

10 Esslöffel Olivenöl

2 Messerspitzen Pfeffer

3 Esslöffel Zitronensaft

Einen halben Teelöffel Salz

Zubereitung:

1. Vorab den Backofen auf 180 Grad Celsius Ober-/Unterhitze stellen.
2. Danach die Champignons säubern und in Viertelstücke teilen. Den Knoblauch aus der Schale nehmen und durch eine Presse drücken.
3. Anschließend das Olivenöl mit dem Zitronensaft, dem gepressten Knoblauch, den Kräutern sowie Pfeffer und Salz mischen.
4. Dann die Champignons in eine Auflaufform geben und das Dressing über die Pilze geben. Das Ganze einmal ausgiebig durchmischen.
5. Die Auflaufform jetzt für eine halbe Stunde in den Ofen schieben.

Nährwerte: *677 kcal, 5 g Kohlenhydrate, 70 g Fett, 6 g Eiweiß*

Gebackene Prinzessbohnen mit Parmesan

Zubereitungsdauer: ca. 35 Minuten, **Schwierigkeitsgrad:** einfach

Zutaten für zwei Portionen:

2 Eier
400 g Prinzessbohnen
4 Esslöffel Olivenöl
50 g Parmesankäse (gerieben)
3 Messerspitzen Pfeffer
Einen halben Teelöffel Salz

Zubereitung:

1. Die Prinzessbohnen abbrausen und die Enden entfernen. Den Ofen auf 180 Grad Celsius Ober-/Unterhitze einstellen.
2. Im Anschluss die Eier mit dem Olivenöl, dem Salz sowie dem Pfeffer verquirlen. In dem Eier-Mix die Prinzessbohnen ordentlich marinieren.
3. Danach ein Backblech mit Backpapier auslegen. Hier die marinierten Prinzessbohnen darauf verteilen, ohne dass die Bohnen übereinanderliegen. Das Ganze dann noch mit dem geriebenen Parmesankäse bestreuen.
4. Jetzt nur noch das Blech für 20 bis 25 Minuten in den Backofen schieben.

Nährwerte: *487 kcal, 7 g Kohlenhydrate, 41 g Fett, 19 g Eiweiß*

Ofen-Sellerie-Pommes

Zubereitungsdauer: ca. 30 Minuten, **Schwierigkeitsgrad:** einfach

Zutaten für zwei Portionen:

10 Esslöffel Olivenöl

400 g Knollensellerie

1 Teelöffel Rosmarin

1 Teelöffel Salz

Zubereitung:

1. Im Vorfeld den Backofen auf Umluft, 200 Grad Celsius, stellen.
2. Dann den Sellerie aus seiner Schale befreien und diesen in fünf bis sechs Millimeter breite Streifen zerteilen.
3. Nun das Olivenöl mit Salz und dem Rosmarin verrühren und die Sellerie-Pommes in dem Mix rundum marinieren.
4. Anschließend die marinierten Sellerie-Pommes auf ein Backblech mit Backpapier legen und so verteilen, dass diese nicht übereinanderliegen.
5. Das Ganze für ungefähr 20 bis 25 Minuten im Ofen backen.

Nährwerte: *676 kcal, 5 g Kohlenhydrate, 70 g Fett, 5 g Eiweiß*

Blumenkohl-Kroketten

Zubereitungsdauer: ca. 55 Minuten, **Schwierigkeitsgrad:** einfach

Zutaten für vier Portionen:

3 Eier
460 g Blumenkohl
120 g Mandeln (gemahlen)
3 Esslöffel Johannisbrotkernmehl
400 ml Kokosnussöl
20 g Kartoffelfasern
20 g Kokosnussmehl
1 Teelöffel Gemüsebrühpulver
2 Esslöffel Petersilie (gehackt)

Zubereitung:

1. Den Blumenkohl in Röschen trennen und diese stückeln. Im kochenden Salzwasser diese dann zwischen sechs und zehn Minuten garen.
2. Danach den Blumenkohl abgießen und das Gemüse fein pürieren.
3. Im Anschluss die Eier trennen und das Eigelb unter den pürierten Blumenkohl mischen. Die Eiweiße hingegen auf einen Teller geben.
4. Nun die Petersilie, die Kartoffelfasern, das Johannisbrotkernmehl, das Gemüsebrühpulver sowie Salz und Pfeffer zum Blumenkohl-Eier-Mix geben und alles gut miteinander vermengen.
5. Auf einem Teller dann die gemahlenen Mandeln mit dem Kokosnussmehl vermengen. Aus dem Blumenkohl-Mix jetzt Kroketten formen und diese erst in dem Eiweiß und dann in dem Mandel-Kokosnussmehl-Gemisch wälzen.
6. Das Kokosnussöl in einem Topf erhitzen und die Kroketten goldgelb ausbacken.

Nährwerte: *693 kcal, 16 g Kohlenhydrate, 46 g Fett, 32 g Eiweiß*

Ofengemüse À la Italia

Zubereitungsdauer: ca. 55 Minuten, **Schwierigkeitsgrad:** einfach

Zutaten für zwei Portionen:

1 Zwiebel
100 g Champignons (frisch)
1 Knoblauchzehe
1 Aubergine
Eine halbe Paprika (rot)
Eine halbe Zucchini
10 Esslöffel Olivenöl
Einen halben Teelöffel Thymian (getrocknet)
Einen halben Teelöffel Salz
1 Messerspitze Pfeffer
Einen viertel Teelöffel Chiliflocken

Zubereitung:

1. Zuerst einmal den Backofen auf 180 Grad Celsius Umluft stellen.
2. Dann sämtliche Gemüsesorten in mittelgroße Stücke zerteilen und miteinander vermengen.
3. Die Knoblauchzehe hingegen abschälen und durch eine Knoblauchpresse drücken.
4. Jetzt das Olivenöl mit dem Thymian, dem Knoblauch, den Chiliflocken, Pfeffer sowie Salz mischen und das Ganze über das Gemüse verteilen. Einmal ordentlich durchmischen und dann eine Viertelstunde ziehen lassen.
5. Anschließend das Gemüse auf ein Backblech mit Backpapier legen und dieses für 25 bis 30 Minuten in den Ofen geben.

Nährwerte: *684 kcal, 7 g Kohlenhydrate, 70 g Fett, 4 g Eiweiß*

Gefüllte Tomaten mit Thunfisch

Zubereitungsdauer: ca. 25 Minuten, **Schwierigkeitsgrad:** einfach

Zutaten für zwei Portionen:

4 Eier
4 Fleischtomaten
140 g Soja-Joghurt
1 Teelöffel Zitronensaft
1 Teelöffel Senf (mittelscharf)
2 Dosen Thunfisch (im Saft)
1 Esslöffel Petersilie (frisch gehackt)
Etwas Muskatnuss
Pfeffer
Salz

Zubereitung:

1. Die Fleischtomaten säubern, den Deckel entfernen und die Kerne im Inneren auslöffeln.
2. Anschließend die Eier hart kochen und diese nach dem Pellen klein würfeln.
3. Den Thunfisch abtropfen lassen und diesen mit den Eiern, dem Soja-Joghurt, der Petersilie, dem Zitronensaft, der Muskatnuss, dem Salz sowie dem Pfeffer vermengen.
4. Das Ganze in die Tomaten füllen und genießen.

Nährwerte: *229 kcal, 13 g Kohlenhydrate, 12 g Fett, 15 g Eiweiß*

Blumenkohl-Tomatenreis nach griechischer Art

Zubereitungsdauer: ca. 30 Minuten, **Schwierigkeitsgrad:** einfach

Zutaten für drei Portionen:

200 g Dosentomaten (passiert)
80 g Erbsen
240 g Blumenkohl
1 Knoblauchzehe
150 ml Gemüsebrühe
2 Esslöffel Tomatenmark
30 g Crème fraîche
2 Esslöffel Olivenöl
1 Zwiebel (rot)
1 Teelöffel Paprikapulver (edelsüß)
1 Teelöffel Salz
3 Messerspitzen Pfeffer

Zubereitung:

1. Den Blumenkohl säubern, in Röschen teilen und diese in einer Küchenmaschine zu Reiskörnern häckseln.
2. Danach die Zwiebel und die Knoblauchzehe aus der Schale nehmen. Die Zwiebel fein würfeln und den Knoblauch durch eine Presse drücken.
3. Im Anschluss die Gemüsebrühe in einem Topf zum Kochen bringen und hier die Erbsen sowie den Blumenkohlreis fünf Minuten garen lassen. Nach den fünf Minuten alles in ein Küchensieb gießen.
4. In einer Bratpfanne dann das Olivenöl erhitzen und hier den Knoblauch und die Zwiebelwürfel dünsten. Das Ganze nach fünf Minuten mit den Dosentomaten, dem Tomatenmark, dem Crème fraîche sowie dem Paprikapulver auffüllen und verrühren.
5. Die Sauce jetzt noch mit Pfeffer sowie Salz würzen und weitere fünf Minuten einkochen lassen.
6. Zum Schluss den Blumenkohlreis mit den Erbsen unterheben.

Nährwerte: *206 kcal, 14 g Kohlenhydrate, 13 g Fett, 6 g Eiweiß*

Geflügel-Himbeer-Salat

Zubereitungsdauer: ca. 40 Minuten, **Schwierigkeitsgrad:** einfach

Zutaten für vier Portionen:

300 g Hähnchenbrustfilet

50 g Himbeeren

75 ml Wasser

150 g Kopfsalat

1 Knoblauchzehe

30 g Walnüsse

1 Schalotte

1 Esslöffel Himbeeressig

2 Esslöffel Sojasauce

6 Esslöffel Olivenöl

1 Teelöffel Dill (getrocknet)

1 Teelöffel Petersilie (frisch gehackt)

2 Teelöffel Xylit (Zuckerersatz)

1 Teelöffel Salz

Zubereitung:

1. Das Hähnchenbrustfilet in Streifen schneiden. Dann drei Esslöffel Olivenöl mit der Sojasauce mischen und hier das Fleisch einlegen.
2. Anschließend das Xylit mit dem Salz ins Wasser geben und beides darin auflösen. Die Schalotte sowie die Knoblauchzehe aus der Schale nehmen, fein zerhacken und beide Zutaten mit den zuvor gesäuberten Himbeeren ins Wasser geben.
3. Das übrige Olivenöl, den Dill, die gehackte Petersilie und den Himbeeressig ebenfalls einrühren.
4. Jetzt die Blätter vom Kopfsalat nehmen, säubern und auf Tellern verteilen. Danach die marinierten Hähnchenbruststreifen in einer Pfanne mit ein wenig Öl rösten und diese im Anschluss auf dem Salat verteilen.
5. Die Walnüsse grob zerhacken.
6. Zum Schluss das Dressing über den Hähnchensalat träufeln und das Ganze mit den Walnüssen bestreuen.

Nährwerte: *361 kcal, 5 g Kohlenhydrate, 28 g Fett, 21 g Eiweiß*

Panierter Blumenkohl

Zubereitungsdauer: ca. 45 Minuten, **Schwierigkeitsgrad:** einfach

Zutaten für zwei Portionen:

1 Kopf Blumenkohl

30 g Paniermehl

1 Esslöffel Salz

50 g Butter

Zubereitung:

1. Den Blumenkohl säubern, in Röschen zerteilen und anschließend in genügend Salzwasser ungefähr fünf Minuten lang blanchieren.
2. Dann die Butter in einer Bratpfanne zum Schmelzen bringen und hier das Paniermehl rösten, bis es eine goldgelbe Farbe angenommen hat.
3. Jetzt die Blumenkohl-Röschen dazugeben und das Ganze immer mal wieder schwenken, bis der Blumenkohl mit dem Paniermehl umhüllt ist.

Nährwerte: *221 kcal, 8 g Kohlenhydrate, 21 g Fett, 1 g Eiweiß*

Süßkartoffelbrei

Zubereitungsdauer: ca. 35 Minuten, **Schwierigkeitsgrad:** einfach

Zutaten für vier Portionen:
8 Süßkartoffeln
100 ml Milch
1 Esslöffel Butter
1 Teelöffel Currypulver
Eine Prise Pfeffer
Einen halben Teelöffel Salz

Zubereitung:
1. Die Süßkartoffeln aus der Schale lösen, in kleine Würfel teilen und in einem Kochtopf mit Salzwasser circa 20 Minuten garen. Danach die Süßkartoffelwürfel abgießen und mit einem Stampfer zu Brei verarbeiten.
2. Danach die Milch erhitzen und diese mit der Butter zusammen ebenfalls in die zerstampften Kartoffeln rühren.
3. Den Süßkartoffelbrei mit Currypulver, Pfeffer sowie Salz geschmacklich in Szene setzen.

Nährwerte: *153 kcal, 29 g Kohlenhydrate, 4 g Fett, 4 g Eiweiß*

Kartoffel-Wedges

Zubereitungsdauer: ca. 50 Minuten, **Schwierigkeitsgrad:** einfach

Zutaten für zwei Portionen:

500 g Kartoffeln (festkochend)

1 Esslöffel Olivenöl

Einen halben Esslöffel Paprikapulver (edelsüß)

Einen halben Teelöffel Salz

Eine Prise Pfeffer

Zubereitung:

1. Zuallererst den Backofen auf Umluft, 200 Grad Celsius, vorheizen.
2. Dann die Kartoffeln abbrausen, die Schale gut abreiben und die Kartoffeln in Spalten teilen.
3. Jetzt noch das Olivenöl mit dem Paprikapulver, Salz sowie Pfeffer verrühren und hier die Kartoffelspalten einlegen. Das Ganze gut durchmischen.
4. Zu guter Letzt die marinierten Kartoffelspalten auf ein Backblech mit Backpapier legen und dieses für eine halbe Stunde in den Ofen schieben.

Nährwerte: *231 kcal, 43 g Kohlenhydrate, 6 g Fett, 5 g Eiweiß*

SAUCEN UND DIPS

Noto-Sauce

Zubereitungsdauer: ca. 15 Minuten, **Schwierigkeitsgrad:** einfach

Zutaten für eine Portion:
200 ml Wasser
1 Zwiebel
4 Karotten
100 ml Kokosnussmilch
100 g Stangen Sellerie
2 Teelöffel Gemüsebrühe
1 Knoblauchzehe
1 Esslöffel Olivenöl
Ein Bund Basilikum (frisch gehackt)

Zubereitung:
1. Die Zwiebel und die Knoblauchzehe abschälen und grob hacken. Den Stangensellerie säubern und stückeln.
2. Dann die Karotten säubern und ebenfalls in Stücke teilen. Das Basilikum zerhacken.
3. Jetzt die Gemüsesorten kurz in dem Olivenöl andünsten, das Wasser und die Kokosmilch zugießen und alles so lange köcheln lassen, bis das Gemüse bissfest gegart ist.
4. Anschließend das Ganze fein pürieren und die Kokosnussmilch unterrühren. Mit der Gemüsebrühe die Sauce würzen.
5. Zum Schluss das Basilikum in die Sauce mischen.

Nährwerte: *384 kcal, 25 g Kohlenhydrate, 24 g Fett, 8 g Eiweiß*

Tomaten-Sauce

Zubereitungsdauer: ca. 45 Minuten, **Schwierigkeitsgrad:** einfach

Zutaten für vier Portionen:

1 Knoblauchzehe
1 Bund Frühlingszwiebeln
250 ml Gemüsebrühe
2 Dosen Tomaten (passiert)
1 Bund Basilikum (frisch gehackt)
1 Teelöffel Xylit (Zuckerersatz)
3 Esslöffel Balsamico (dunkel)
Ein Viertelstück Knollensellerie
3 Esslöffel Olivenöl
4 Esslöffel Parmesankäse (gerieben)
Pfeffer
Salz

Zubereitung:

1. Die Knoblauchzehe, schalenlos, fein zerhacken und die Frühlingszwiebeln in feine Ringe zerteilen. Den Knollensellerie hingegen reiben.
2. Jetzt in dem Olivenöl den zerhackten Knoblauch sowie die Frühlingszwiebelringe dünsten.
3. Anschließend den geriebenen Sellerie, die Dosentomaten sowie Gemüsebrühe zufügen und das Ganze zum Kochen bringen.
4. Nun das Xylit und den Balsamico einrühren und die Sauce mit Pfeffer sowie Salz verfeinern.
5. Bei mittlerer Temperatur die Tomatensauce eine halbe Stunde köcheln lassen und zum Schluss das gehackte Basilikum und den geriebenen Parmesankäse untermischen.

Nährwerte: *163 kcal, 12 g Kohlenhydrate, 10 g Fett, 6 g Eiweiß*

Senf-Honig-Sauce

Zubereitungsdauer: ca. 5 Minuten, **Schwierigkeitsgrad:** einfach

Zutaten für eine Portion:

2 Esslöffel Honig

2 Esslöffel Senf (mittelscharf)

1 Esslöffel Dill (frisch gehackt)

Zubereitung:

1. Den Honig mit dem Senf mischen.
2. Dann den Dill hacken und diesen unter die Senf-Honig-Sauce rühren.

Nährwerte: *196 kcal, 38 g Kohlenhydrate, 2 g Fett, 4 g Eiweiß*

Champignon-Sauce

Zubereitungsdauer: ca. 15 Minuten, **Schwierigkeitsgrad:** einfach

Zutaten für zwei Portionen:

100 g Champignons (frisch)
300 ml Wasser
1 Zwiebel
3 Esslöffel Mandelmus
2 Teelöffel Gemüsebrühe
Etwas Chilipulver
Ein halbes Bund Petersilie (frisch gehackt)
1 Esslöffel Olivenöl
Pfeffer
Salz

Zubereitung:

1. Die Champignons säubern und in Scheiben zerteilen. Dann die Petersilie zerhacken und die Zwiebel, ohne Schale, fein würfeln.
2. Im Anschluss das Mandelmus mit ein wenig heißem Wasser mischen, bis der Mix eine cremige Konsistenz aufweist.
3. Danach das Olivenöl in eine Bratpfanne geben und hier die Champignonscheiben mit den Zwiebelwürfeln rösten. Den Champignon-Zwiebel-Mix mit Pfeffer, Chilipulver und Salz würzen.
4. Jetzt das Wasser zugießen, alles einmal zum Kochen bringen und das Mandelmus unterrühren.
5. Die Sauce erneut zum Kochen bringen und dann nur noch mit der gehackten Petersilie bestreuen.

Nährwerte: *193 kcal, 9 g Kohlenhydrate, 14 g Fett, 7 g Eiweiß*

Salsa

Zubereitungsdauer: ca. 70 Minuten, **Schwierigkeitsgrad:** einfach

Zutaten für vier Portionen:

3 Zwiebeln
5 Tomaten (ohne Schale)
2 Paprika (grün)
2 Paprika (rot)
Saft einer Zitrone
2 Chilischoten
1 Esslöffel Salz
2 Esslöffel Xylit (Zuckerersatz)

Zubereitung:

1. Die Tomaten kreuzförmig einritzen und mit heißem Wasser übergießen. Dann die Schale von den Tomaten ziehen und fein würfeln.
2. Dann die roten und grünen Paprikaschoten ebenfalls in kleine Würfel zerteilen. Die Zwiebeln, ohne Schale, sowie die Chilischoten hingegen fein hacken. Die Zitrone auspressen.
3. Jetzt alle klein geschnittenen Gemüsesorten mit dem Zitronensaft in einen Topf geben und alles bei mittlerer Temperatur ungefähr eine Stunde köcheln lassen.
4. Zum Schluss das Xylit sowie das Salz unter die Sauce mischen.

Nährwerte: *193 kcal, 9 g Kohlenhydrate, 14 g Fett, 7 g Eiweiß*

Meerrettich-Sauce

Zubereitungsdauer: ca. 20 Minuten, **Schwierigkeitsgrad:** einfach

Zutaten für zwei Portionen:

100 g Frischkäse (0,2 % Fett)
50 ml Milch
50 ml Mineralwasser
15 g Butter (halbfett)
1 Esslöffel Sahnemeerrettich
1 Esslöffel Johannisbrotkernmehl
1 Teelöffel Gemüsebrühe
Einen halben Teelöffel Senf (mittelscharf)
Etwas Zitronensaft
1 Prise Xylit (Zuckerersatz)
Pfeffer
Salz

Zubereitung:

1. Die Butter erhitzen, bis diese leicht brutzelt. Dann das Johannisbrotkernmehl einrühren und das Ganze mit einem Schuss Mineralwasser löschen.
2. Jetzt die Gemüsebrühe, den Zitronensaft, den Senf, das Xylit sowie Pfeffer und Salz untermischen. Unter Rühren das Ganze so lange köcheln lassen, bis die Sauce andickt.
3. Danach die Milch mit dem Sahnemeerrettich, den 50 Millilitern Mineralwasser und dem Frischkäse verrühren. Diesen Mix dann in die Sauce mischen und alles ein letztes Mal zum Kochen bringen.

Nährwerte: *232 kcal, 11 g Kohlenhydrate, 12 g Fett, 13 g Eiweiß*

Pikante Asia-Sauce

Zubereitungsdauer: ca. 20 Minuten, **Schwierigkeitsgrad:** einfach

Zutaten für vier Portionen:
50 ml Rotweinessig
2 Chilischoten
200 ml Wasser
Eine halbe Paprika (rot)
1 Knoblauchzehe
1 Esslöffel Xylit (Zuckerersatz)
2 Esslöffel Limettensaft

Zubereitung:
1. Die Paprika in kleine Würfel teilen. Den Knoblauch, schalenlos, durch eine Presse drücken und die Chilischoten fein zerhacken.
2. Alle drei Zutaten dann zusammen mit dem Wasser in einen Topf geben. Das Xylit, den Rotweinessig sowie den Limettensaft unterrühren und alles einmal zum Kochen bringen.
3. Anschließend die Sauce, bei mittlerer Hitze, eine Viertelstunde köcheln lassen.

Nährwerte: *90 kcal, 9 g Kohlenhydrate, 0 g Fett, 2 g Eiweiß*

Joghurt-Minz-Sauce

Zubereitungsdauer: ca. 10 Minuten, **Schwierigkeitsgrad:** einfach

Zutaten für zwei Portionen:
Ein Bund Pfefferminze (frisch gehackt)
Eine halbe Zitrone
300 g Naturjoghurt
1 Prise Kreuzkümmel
1 Prise Xylit (Zuckerersatz)
1 Prise Pfeffer
1 Prise Salz

Zubereitung:

1. Die Minze säubern und in feine Streifen teilen. Von der halben Zitrone die Schale abreiben und diese dann auspressen.
2. Anschließend sämtliche Zutaten miteinander mischen und mit Xylit sowie Pfeffer und Salz verfeinern.

Nährwerte: *116 kcal, 8 g Kohlenhydrate, 5 g Fett, 7 g Eiweiß*

Paprika-Sauce

Zubereitungsdauer: ca. 30 Minuten, **Schwierigkeitsgrad:** einfach

Zutaten für vier Portionen:

200 ml Gemüsebrühe
4 Knoblauchzehen
2 Paprika (rot)
1 Esslöffel Ajvar
1 Esslöffel Zitronensaft
1 Esslöffel Olivenöl
Pfeffer
Salz

Zubereitung:

1. Die Paprikaschoten säubern, halbieren, die Kerne entfernen und mit den zuvor geschälten Knoblauchzehen in eine Auflaufform geben.
2. Das Ganze mit Olivenöl beträufeln und bei 200 Grad Celsius Ober-/Unterhitze für eine halbe Stunde in den Backofen schieben.
3. Im Anschluss die Haut der Paprikahälften entfernen und den Knoblauch durch ein Sieb drücken.
4. Jetzt die Gemüsebrühe in einem Topf erhitzen und hier die Paprika, den Knoblauch, das Ajvar, den Zitronensaft sowie die Gewürze zugeben. Alles fein pürieren und eventuell noch einmal abschmecken.

Nährwerte: *83 kcal, 9 g Kohlenhydrate, 4 g Fett, 2 g Eiweiß*

Knoblauch-Sauce

Zubereitungsdauer: ca. 10 Minuten, **Schwierigkeitsgrad:** einfach

Zutaten für vier Portionen:

4 Knoblauchzehen
2 Kartoffeln (kleine)
1 Eigelb
20 g Mandeln (gemahlen)
200 ml Olivenöl
6 Esslöffel Essig
8 Esslöffel Hühnerbrühe
Einen halben Teelöffel Salz
Etwas Cayennepfeffer
Pfeffer

Zubereitung:

1. Die Kartoffeln samt Schale in ausreichend Wasser garen. Danach abpellen und mit einer Gabel oder Stampfer zerdrücken.
2. Jetzt den Knoblauch aus der Schale nehmen, fein zerhacken und diesen mit den zerdrückten Kartoffeln, den gemahlenen Mandeln, dem Eigelb sowie dem Salz fein pürieren.
3. Anschließend schluckweise die Hühnerbrühe, den Essig sowie das Öl zugießen und alles ordentlich verrühren.
4. Die Knoblauch-Sauce zum Schluss mit Pfeffer und Salz erneut nach Geschmack würzen.

Nährwerte: *491 kcal, 6 g Kohlenhydrate, 50 g Fett, 3 g Eiweiß*

Fetakäse-Dip mit Oliven und Knoblauch

Zubereitungsdauer: ca. 10 Minuten, **Schwierigkeitsgrad:** einfach

Zutaten für vier Portionen:
200 g Fetakäse
100 g Naturjoghurt
2 Lauchzwiebeln
60 g Oliven (schwarze)
1 Knoblauchzehe
2 Esslöffel Olivenöl
Eine Prise Salz

Zubereitung:

1. Die Steine aus den Oliven entfernen und in Ringe zerteilen. Den Knoblauch aus der Schale lösen und die Zehe durch eine Presse drücken. Jetzt nur noch die Lauchzwiebeln in dünne Ringe schneiden.
2. Anschließend den Fetakäse zerbröseln und diesen mit allen anderen Zutaten, abgesehen vom Olivenöl, verrühren.
3. Das Ganze nun mit Salz verfeinern.
4. Zum Schluss das Olivenöl in einem Topf erhitzen und hier den Fetakäse-Mix hineingeben. Sobald der Feta ein wenig angeschmolzen ist, ist der Dip fertig.

Nährwerte: *235 kcal, 5 g Kohlenhydrate, 19 g Fett, 10 g Eiweiß*

Linsen-Frischkäse-Dip

Zubereitungsdauer: ca. 15 Minuten, **Schwierigkeitsgrad:** einfach

Zutaten für vier Portionen:

75 g Linsen (rot)
200 g Frischkäse
1 Chilischote
1 Zwiebel
5 Stiele Minze
Etwas Kurkuma
Pfeffer
Salz

Zubereitung:

1. Die roten Linsen zuerst zehn Minuten in kochendem Wasser garen.
2. Währenddessen die Zwiebel, schalenlos, würfeln und die Chilischote fein zerhacken. Die Minze abbrausen und ebenfalls klein schneiden.
3. Danach die gegarten Linsen kalt abbrausen und mit den übrigen Zutaten mischen. Das Ganze dann noch pürieren und mit Kurkuma, Pfeffer sowie Salz würzen.

Nährwerte: *130 kcal, 14 g Kohlenhydrate, 3 g Fett, 15 g Eiweiß*

Auberginen-Dip mit JalapeÑos

Zubereitungsdauer: ca. 30 Minuten, **Schwierigkeitsgrad:** einfach

Zutaten für zwei Portionen:

2 Jalapeños

1 Zwiebel

2 Tomaten

2 Auberginen

1 Teelöffel Knoblauchpaste

1 Teelöffel Ingwerpaste

3 Esslöffel Olivenöl

1 Teelöffel Kümmel

Etwas Koriandergrün

Salz

Zubereitung:

1. Die Auberginen säubern, längs teilen und mit etwas Salz bestreuen. Nach ungefähr zehn Minuten die Auberginen abtupfen und die Schale mehrmals mit einer Gabel einstechen. Die Auberginen dann auf ein Backblech legen und bei 200 Grad Celsius Ober-/Unterhitze 25 Minuten garen.
2. In der Zwischenzeit die Tomaten abbrausen, die Stiele entfernen und die Tomaten fein pürieren.
3. Die Zwiebel, ohne Schale, klein würfeln und in dem Olivenöl andünsten. Nach fünf Minuten die Knoblauch- sowie Ingwerpaste und den Kümmel zu den Zwiebelwürfeln geben.
4. Danach die Jalapeños fein zerhacken und diese mit den pürierten Tomaten zum Zwiebel-Mix geben. Das Ganze so lange köcheln lassen, bis die Flüssigkeit verkocht ist.
5. Jetzt das Fruchtfleisch aus der Schale der gegarten Auberginen löffeln und dieses ebenfalls in den Dip rühren. Zum Schluss noch das zerhackte Koriandergrün untermischen und den Dip mit Salz würzen.

Nährwerte: *280 kcal, 14 g Kohlenhydrate, 22 g Fett, 5 g Eiweiß*

Schafskäse-Dip mit Kresse

Zubereitungsdauer: ca. 10 Minuten, **Schwierigkeitsgrad:** einfach

Zutaten für drei Portionen:

3 Lauchzwiebeln

400 g Schafskäse

200 g Frischkäse

1 Teelöffel Crème fraîche

Ein Kästchen Kresse (frisch)

Pfeffer

Salz

Zubereitung:

1. Die Lauchzwiebeln fein stückeln und die Kresse abschneiden.
2. Danach den Schafskäse fein zerbröseln und diesen mit dem Frischkäse, den Lauchzwiebeln, der Kresse sowie dem Crème fraîche verrühren. Den Dip anschließend mit Salz sowie Pfeffer abschmecken.

Nährwerte: *418 kcal, 6 g Kohlenhydrate, 29 g Fett, 32 g Eiweiß*

Paprika-Quark-Dip

Zubereitungsdauer: ca. 10 Minuten, **Schwierigkeitsgrad:** einfach

Zutaten für vier Portionen:

500 g Magerquark
1 Paprika (rot)
Ein halbes Bund Petersilie (frisch gehackt)
1 Teelöffel Xylit (Zuckerersatz)
Etwas Paprikapulver (edelsüß)
Pfeffer
Salz

Zubereitung:

1. Die Petersilie abbrausen, trocknen und fein zerhacken. Danach die Paprika säubern und in feine Würfel zerteilen.
2. Im Anschluss die Paprikawürfel mit der gehackten Petersilie sowie dem Xylit verrühren und den Dip mit Paprikapulver, Salz sowie Pfeffer verfeinern.

Nährwerte: *107 kcal, 8 g Kohlenhydrate, 1 g Fett, 16 g Eiweiß*

Tomaten-Paprika-Dip

Zubereitungsdauer: ca. 10 Minuten, **Schwierigkeitsgrad:** einfach

Zutaten für vier Portionen:

1 Paprika (rot)
1 Zwiebel
3 Tomaten
1 Knoblauchzehe
3 Esslöffel Tomatenmark
80 g Ajvar (mild)
4 Stängel Petersilie (frisch)
2 Esslöffel Olivenöl
Pfeffer
Salz

Zubereitung:

1. Die Zwiebel, schalenlos, fein zerhacken. Den Knoblauch, ebenfalls ohne Schale, durch eine Knoblauchpresse drücken und die Tomaten sowie die Paprika klein würfeln.
2. Danach das Olivenöl in einem Topf erhitzen und hier die Zwiebel, den Knoblauch, die Paprika sowie die Tomaten andünsten.
3. Anschließend das Tomatenmark und das Ajvar einrühren und den Dip mit Pfeffer sowie Salz abschmecken.
4. Zum Schluss die gehackte Petersilie unterheben.

Nährwerte: *125 kcal, 9 g Kohlenhydrate, 9 g Fett, 2 g Eiweiß*

Thunfisch-Kräuterkäse-Dip

Zubereitungsdauer: ca. 10 Minuten, **Schwierigkeitsgrad:** einfach

Zutaten für zwei Portionen:
200 g Kräuter-Frischkäse
1 Zwiebel
1 Dose Thunfisch (im Saft)
Pfeffer
Salz

Zubereitung:
1. Den Thunfisch abtropfen lassen und die Zwiebel, ohne Schale, in feine Würfel zerteilen.
2. Dann den Kräuter-Frischkäse mit den Zwiebelwürfeln sowie dem Thunfisch verrühren und den Dip mit Pfeffer und Salz abschmecken.

Nährwerte: *90 kcal, 7 g Kohlenhydrate, 1 g Fett, 12 g Eiweiß*

Tomaten-Linsen-Dip mit Sesam

Zubereitungsdauer: ca. 10 Minuten, **Schwierigkeitsgrad:** einfach

Zutaten für zwei Portionen:

1 Tomate
1 Chilischote
200 ml Gemüsebrühe
1 Zwiebel
100 g Linsen (rot)
1 Esslöffel Sesamsamen
Ein halbes Bund Petersilie (frisch gehackt)
Salz

Zubereitung:

1. Zuerst die roten Linsen in der Gemüsebrühe, ungefähr eine Viertelstunde, garen. Danach die Linsen abgießen.
2. Anschließend den Sesam in einer fettfreien Pfanne anrösten und die Chilischote grob hacken. Beides mit den Linsen zusammen fein pürieren.
3. Jetzt die Tomaten sowie die Zwiebel, schalenlos, würfeln. Die Petersilie zerhacken und alle drei Zutaten in den Linsen-Mix rühren.
4. Zum Schluss den Dip nur noch mit ein wenig Salz verfeinern.

Nährwerte: *247 kcal, 34 g Kohlenhydrate, 3 g Fett, 15 g Eiweiß*

Bärlauch-Dip

Zubereitungsdauer: ca. 10 Minuten, **Schwierigkeitsgrad:** einfach

Zutaten für vier Portionen:

150 g Naturjoghurt
250 g Magerquark
1 Bund Bärlauch (frisch)
2 Esslöffel Olivenöl
Pfeffer
Salz

Zubereitung:

1. Den Bärlauch abbrausen, trocknen und fein zerhacken. Diesen anschließend mit dem Naturjoghurt, dem Magerquark sowie dem Olivenöl verrühren.
2. Den Bärlauch-Dip dann nur noch mit Pfeffer sowie Salz nach Geschmack verfeinern.

Nährwerte: *66 kcal, 2 g Kohlenhydrate, 4 g Fett, 5 g Eiweiß*

DESSERTS

Erdbeer-Quark-Creme

Zubereitungsdauer: ca. 5 Minuten, **Schwierigkeitsgrad:** einfach

Zutaten für zwei Portionen:
100 g Magerquark
200 g Erdbeeren (TK)
4 Erdbeeren (frisch)
1 Teelöffel Honig

Zubereitung:
1. Zuerst die Tiefkühl-Erdbeeren ein wenig auftauen lassen.
2. Diese dann mit dem Honig sowie dem Magerquark mischen und das Ganze einmal ausgiebig durchpürieren.
3. Im Anschluss die frischen Erdbeeren säubern, das Grün entfernen und die Erdbeeren in dünne Scheiben teilen.
4. Jetzt nur noch die Erdbeer-Quark-Creme in Gläser füllen und mit den Erdbeerscheiben garnieren.

Nährwerte: *99 kcal, 13 g Kohlenhydrate, 1 g Fett, 8 g Eiweiß*

Holunder-Kirsch-Dessert mit Pekannüssen

Zubereitungsdauer: ca. 20 Minuten, **Schwierigkeitsgrad:** einfach

Zutaten für vier Portionen:

Eine halbe Orange
350 g Naturjoghurt
100 g Holunderbeeren
100 ml Sauerkirschsaft
100 g Kirschen
40 g Pekannüsse
4 Esslöffel Kokosblütenzucker
2 Esslöffel Agavendicksaft

Zubereitung:

1. Die Holunderbeeren sowie die Kirschen säubern. Letzteres entsteinen.
2. Anschließend die Orange ausquetschen und den Saft mit dem Kirschsaft sowie zwei Esslöffeln Kokosblütenzucker in einem Topf zum Kochen bringen.
3. Hier dann die Holunderbeeren sowie die Kirschen hineingeben und das Ganze drei Minuten weiterköcheln lassen.
4. Danach das Ganze, zum Abkühlen, an die Seite stellen.
5. In der Zwischenzeit den übrigen Kokosblütenzucker in einer Pfanne karamellisieren lassen und hier die Pekannüsse untermischen. Die karamellisierten Nüsse im Anschluss, zum Aushärten, auf ein Backblech geben und nach Aushärtung fein zerstoßen.
6. Jetzt noch den Naturjoghurt mit dem Agavendicksaft verrühren und den Joghurt im Wechsel mit dem Kompott in Gläser schichten. Das Ganze zum Schluss mit dem Pekannuss-Krokant dekorieren.

Nährwerte: *260 kcal, 30 g Kohlenhydrate, 11 g Fett, 6 g Eiweiß*

Mandarinen-Bananen-Mus auf Chia-Joghurt

Zubereitungsdauer: ca. 15 Minuten, **Schwierigkeitsgrad:** einfach

Zutaten für zwei Portionen:

300 g Naturjoghurt
2 Mandarinen
30 g Chiasamen
1 Banane
30 g Haselnüsse (gehackt)
1 Teelöffel Xylit (Zuckerersatz)
Eine Messerspitze Zimt
2 Esslöffel Amarant (gepufft)

Zubereitung:

1. Den Naturjoghurt mit dem Xylit sowie den Chiasamen mischen.
2. Anschließend die Mandarinen abschälen und das Fruchtfleisch filetieren.
3. Danach die Banane aus der Schale nehmen und diese mit den Mandarinen sowie dem Zimt fein pürieren.
4. Jetzt den Joghurt-Mix mit dem Bananen-Mandarinen-Mus im Wechsel in Dessertgläser füllen und das Ganze mit dem gepufften Amarant sowie den gehackten Haselnüssen garnieren.

Nährwerte: *446 kcal, 44 g Kohlenhydrate, 23 g Fett, 14 g Eiweiß*

Schokoladen-Kaffee-Quark

Zubereitungsdauer: ca. 20 Minuten (Ruhezeit: 360 Minuten)
Schwierigkeitsgrad: einfach,

Zutaten für drei Portionen:
250 g Magerquark
300 ml Milch
75 g Kokosblütenzucker
4 Teelöffel Kakaopulver (ungesüßt)
Einen halben Teelöffel Kaffeepulver (instant)
2 Blätter Gelatine (weiß)

Zubereitung:
1. Die Blätter Gelatine in etwas warmem Wasser einweichen.
2. Dann 150 Milliliter Milch in einem Topf erhitzen. Die eingeweichte Gelatine ausdrücken und diese in die Milch rühren.
3. Im Anschluss sowohl den Instant Kaffee als auch das Kakaopulver dazugeben und alles mit einem Mixer cremig schlagen.
4. Jetzt noch den Quark mit der übrigen Milch verrühren und den warmen Kaffee-Kakao-Milch-Mix unter die Quarkmasse mischen.
5. Zum Schluss den Schokoladen-Kaffee-Quark in Gläser füllen und für sechs Stunden in die Kühlung geben.

Nährwerte: *305 kcal, 23 g Kohlenhydrate, 11 g Fett, 13 g Eiweiß*

Kokosnuss-Ananas-Pudding

Zubereitungsdauer: ca. 20 Minuten, **Schwierigkeitsgrad:** einfach

Zutaten für sechs Portionen:

1 Ananas
10 Tropfen Stevia (Zuckerersatz)
Eine halbe Dose Kokosnussmilch
2 Esslöffel Kuzu
3 Teelöffel Reissirup
1 Teelöffel Agar
Eine Prise Salz

Zubereitung:

1. Die Ananas aus der Schale lösen, den Strunk entfernen und das Fruchtfleisch stückeln.
2. Anschließend die Kokosnussmilch mit der gleichen Menge Wasser in einen Topf geben und erhitzen. Hier das Salz, den Reissirup, das Kuzu, das Agar sowie das Stevia einrühren. Alles einmal zum Kochen bringen.
3. Jetzt die Ananasstücke zufügen und alles zehn Minuten köcheln lassen.
4. Zum Schluss den Kokosnuss-Ananas-Pudding in Gläser füllen und genießen.

Nährwerte: *420 kcal, 93 g Kohlenhydrate, 3 g Fett, 3 g Eiweiß*

Mandel-Reis-Pudding

Zubereitungsdauer: ca. 20 Minuten, **Schwierigkeitsgrad:** einfach

Zutaten für vier Portionen:

400 g Reis (gekocht)
125 ml Kräutertee
50 g Kokosflocken
10 Tropfen Stevia
3 Esslöffel Mandelmus
Eine Prise Salz
3 Esslöffel Reissirup

Zubereitung:

1. Zuerst den Backofen auf Ober-/Unterhitze, 170 Grad Celsius, stellen.
2. Danach den gekochten Reis mit dem Kräutertee, dem Stevia, dem Mandelmus, der Prise Salz sowie dem Reissirup verrühren und alles in eine Auflaufform geben.
3. Das Ganze mit den Kokosflocken bestreuen und für 20 bis 25 Minuten in den Backofen schieben.

Nährwerte: *422 kcal, 60 g Kohlenhydrate, 13 g Fett, 7 g Eiweiß*

Brownies (ohne Backen)

Zubereitungsdauer: ca. 25 Minuten, **Schwierigkeitsgrad:** einfach

Zutaten für acht Portionen:

180 g Nüsse (nach Wahl)
300 g Datteln
100 g Kakaopulver (ungesüßt)
150 g Mandeln (ganz mit Schale)
Einen halben Teelöffel Salz

Zubereitung:

1. Die Steine aus den Datteln entfernen. Dann die Datteln für eine halbe Stunde in lauwarmem Wasser einlegen.
2. Anschließend die Mandeln grob zerhacken und die Nüsse zermahlen. Die gemahlenen Nüsse mit dem Salz und dem Kakao vermengen.
3. Jetzt die Datteln abgießen, das Wasser auffangen und die Datteln mit dem Nuss-Mix im Mixer pürieren. Etwas von dem Dattelwasser zugießen, bis ein klebriger Teig entstanden ist.
4. Zu guter Letzt die gehackten Mandeln untermischen und den Teig auf ein Backblech streichen. Dieses für 24 Stunden in die Kühlung geben.
5. Aus dem Teig Brownies schneiden.

***Nährwerte:** 439 kcal, 29 g Kohlenhydrate, 29 g Fett, 11 g Eiweiß*

Amaretto-Erdbeer-Quark

Zubereitungsdauer: ca. 10 Minuten, **Schwierigkeitsgrad:** einfach

Zutaten für zwei Portionen:
200 g Erdbeeren
400 g Magerquark
4 cl Amaretto
100 g Naturjoghurt

Zubereitung:
1. Die Erdbeeren säubern, das Grün herausnehmen und die Erdbeeren mit dem Magerquark und dem Naturjoghurt mischen.
2. Jetzt das Ganze fein pürieren und erst dann den Amaretto unterrühren.

Nährwerte: *270 kcal, 18 g Kohlenhydrate, 9 g Fett, 11 g Eiweiß*

Papaya-Chiasamen-Dessert

Zubereitungsdauer: ca. 70 Minuten (Ruhezeit: 60 Minuten)
Schwierigkeitsgrad: einfach

Zutaten für eine Portion:

1 Papaya
70 ml Hafermilch
2 Esslöffel Mandeln (gehackt)
20 g Chiasamen
1 Esslöffel Leinöl
Ein Spritzer Zitronensaft

Zubereitung:

1. Die Chiasamen in die Hafermilch mischen und das Ganze dann für eine Stunde in die Kühlung geben.
2. In der Zwischenzeit die Schale von der Papaya entfernen, die Kerne herausnehmen und das Fruchtfleisch in Würfel zerteilen. Dieses dann mit dem Zitronensaft beträufeln.
3. Zum Schluss den Chia-Hafermilch-Pudding mit dem Leinöl mischen, die Papayawürfel unterheben und das Ganze in Dessertgläser füllen. Die gehackten Mandeln darüberstreuen.

Nährwerte: *460 kcal, 29 g Kohlenhydrate, 34 g Fett, 11 g Eiweiß*

Obst-Mix mit Vanille und Quark

Zubereitungsdauer: ca. 30 Minuten (Ruhezeit: 20 Minuten)
Schwierigkeitsgrad: einfach

Zutaten für vier Portionen:

150 g Wassermelone
200 g Papaya
100 g Erdbeeren
50 g Himbeeren
Eine halbe Limette
150 ml Sahne
250 g Magerquark
20 g Pistazien (gehackt)
2 Messerspitzen Vanillepulver
1 Esslöffel Reissirup
Eine Prise Salz

Zubereitung:

1. Die halbe Limette auspressen. Den Limettensaft dann mit der Prise Salz sowie dem Reissirup mischen.
2. Anschließend die Beeren säubern, das Fruchtfleisch der Wassermelone würfeln und die Papaya in Spalten zerteilen.
3. Jetzt das gesamte Obst mischen und mit dem Limettensaft-Mix beträufeln. Die halbe Menge der gehackten Pistazien untermischen und den Obstsalat für 20 Minuten in den Kühlschrank stellen.
4. Zwischenzeitlich die Sahne mit einem Mixer steif schlagen. Den Magerquark sowie das Vanillepulver dann vorsichtig unter die steife Sahne rühren.
5. Den Obstsalat dann im Wechsel mit der Quarkcreme in Dessertgläser geben und zum Schluss mit den übrigen Pistazien garnieren.

Nährwerte: *256 kcal, 18 g Kohlenhydrate, 15 g Fett, 11 g Eiweiß*

Avocado-Minz-Eis mit Schoko

Zubereitungsdauer: ca. 135 Minuten, **Schwierigkeitsgrad:** einfach

Zutaten für sechs Portionen:

100 g Zartbitter-Schokolade

400 ml Kokosnussmilch

50 g Agavendicksaft

3 Avocados

2 Esslöffel Zitronensaft

Ein halbes Bund Minze

Zubereitung:

1. Den festen Teil von der Kokosnussmilch herunternehmen und diesen cremig aufschlagen. Das Ganze in eine Auflaufform geben.
2. Dann die Minze abbrausen, trocknen und fein zerhacken. Die Zartbitter-Schokolade fein hacken oder raspeln.
3. Anschließend das Fruchtfleisch aus der Schale der Avocados nehmen und dieses mit dem Agavendicksaft, der Minze sowie dem Zitronensaft pürieren.
4. Das Avocado-Mus in die Kokosmasse mischen und die Schokoraspel unterheben.
5. Die Auflaufform mit Alufolie abdecken und diese für mindestens zwei Stunden ins Gefrierfach stellen.

Nährwerte: *368 kcal, 20 g Kohlenhydrate, 31 g Fett, 4 g Eiweiß*

Birnen-Schoko-Crumble

Zubereitungsdauer: ca. 40 Minuten, **Schwierigkeitsgrad:** einfach

Zutaten für sechs Portionen:

2 Birnen
45 g Haferflocken (kernig)
70 g Dinkelmehl
40 g Mandeln (gemahlen)
50 g Zartbitter-Schokolade
4 Esslöffel Rapsöl
3 Esslöffel Ahornsirup
2 Esslöffel Kakaopulver (ungesüßt)
2 Esslöffel Zitronensaft
Einen halben Teelöffel Zimt

Zubereitung:

1. Zuerst den Ofen auf Umluft, 200 Grad Celsius, stellen.
2. Anschließend die Zartbitter-Schokolade fein zerhacken und diese mit den Haferflocken, dem Dinkelmehl, den Mandeln, dem Kakaopulver, dem Ahornsirup sowie dem Rapsöl mischen, bis ein Streuselteig entstanden ist.
3. Danach die Birnen schälen, entkernen und würfeln. Die Birnenwürfel mit dem Zitronensaft sowie dem Zimt vermengen.
4. Die Birnen in eine Auflaufform geben, die Streusel darüber verteilen und das Ganze für 25 Minuten in den Ofen schieben.

Nährwerte: *273 kcal, 31 g Kohlenhydrate, 14 g Fett, 6 g Eiweiß*

Haferflocken-Schoko-Muffins

Zubereitungsdauer: ca. 40 Minuten, **Schwierigkeitsgrad:** einfach

Zutaten für sechs Portionen:

110 g Vollkornmehl
60 ml Milch
50 g Haferflocken (zart)
2 Eier
100 g Honig
60 ml Milch
4 Esslöffel Rapsöl
1 Esslöffel Kakaopulver (ungesüßt)

Zubereitung:

1. Im Vorfeld den Backofen auf Ober-/Unterhitze, 180 Grad Celsius, stellen.
2. Danach die Eier mit der Milch, dem Rapsöl sowie dem Honig verrühren.
3. In einer weiteren Schüssel das Vollkornmehl mit dem Kakaopulver und den Haferflocken mischen. Diesen Mix dann in die Eiermasse rühren, bis ein glatter Teig entstanden ist.
4. Jetzt den Teig in sechs Muffinformen füllen und diese für eine Viertelstunde in den Backofen geben.

Nährwerte: *340 kcal, 40 g Kohlenhydrate, 11 g Fett, 8 g Eiweiß*

Kürbis-Kuchen

Zubereitungsdauer: ca. 90 Minuten, **Schwierigkeitsgrad:** einfach

Zutaten für einen Kuchen:

200 g Hokkaido-Kürbis
275 g Kichererbsen-Mehl
150 g Xylit (Zuckerersatz)
125 g Mandeln (gemahlen)
4 Eier
200 g Butter
3 Teelöffel Backpulver
70 bis 100 ml Milch
2 Teelöffel Zitronenabrieb
1 Prise Salz

Zubereitung:

1. Den Backofen zuerst auf 200 Grad Celsius Umluft stellen.
2. Dann das Fruchtfleisch aus der Schale des Kürbisses nehmen, entsteinen und dieses in feine Raspel verwandeln.
3. Die Kürbisraspel anschließend mit dem Xylit, den Eiern sowie der Butter verrühren. Anschließend das Kichererbsen-Mehl mit dem Backpulver, dem Zitronenabrieb sowie den gemahlenen Mandeln vermengen und diesen Mix in die erste Masse mischen.
4. Jetzt noch die Milch zugießen und alles auf höchster Stufe mit einem Mixer verrühren.
5. Den Teig in eine eingefettete Kastenform füllen und diese für 70 Minuten in den Backofen stellen.

Nährwerte: *262 kcal, 20 g Kohlenhydrate, 17 g Fett, 8 g Eiweiß*

Blaubeer-Käsekuchen-Cupcakes

Zubereitungsdauer: ca. 45 Minuten, **Schwierigkeitsgrad:** normal

Zutaten für zwölf Portionen:

500 g Magerquark
100 g Kokosblütenzucker
75 g Butter (weich)
200 g Heidelbeeren
3 Eier
2 Teelöffel Haselnüsse (gehackt)
1 Teelöffel Backpulver
Ein halbes Päckchen Vanillepuddingpulver
Eine halbe Zitrone

Zubereitung:

1. Im Vorfeld den Ofen auf 200 Grad Celsius Ober-/Unterhitze einstellen und die Muffinformen ein wenig einfetten.
2. Anschließend die Schale von der halben Zitrone reiben, den Saft auspressen und die Heidelbeeren säubern.
3. Dann die Eier mit dem Kokosblütenzucker verquirlen und die weiche Butter mit dem Backpulver, dem Magerquark sowie dem Puddingpulver untermischen.
4. Die Heidelbeeren und den Zitronenabrieb unter die Masse heben und das Ganze in die Muffinformen füllen. Diese eine halbe Stunde in den vorgeheizten Ofen geben.

Nährwerte: *150 kcal, 13 g Kohlenhydrate, 8 g Fett, 7 g Eiweiß*

Mango-Creme

Zubereitungsdauer: ca. 250 Minuten, **Schwierigkeitsgrad:** einfach

Zutaten für vier Portionen:

400 ml Kokosnussmilch
125 g Mango-Mus (frisch)
8 Eigelbe
1 Vanilleschote
800 ml Wasser
50 g Xylit (Zuckerersatz)

Zubereitung:

1. Den Backofen auf 160 Grad Celsius Ober-/Unterhitze schalten.
2. Dann in einem Topf das Wasser zum Kochen bringen.
3. In der Zwischenzeit die Vanilleschote auskratzen und das Mark mit der Kokosnussmilch und dem Mango-Mus in einem weiteren Topf mischen. Auch diesen Mix zum Kochen bringen.
4. Anschließend das Ganze zehn Minuten auf der ausgeschalteten Herdplatte stehen lassen.
5. Nun die Eigelbe mit dem Xylit ausgiebig verrühren. Danach portionsweise den Mango-Mix hier untermischen.
6. Die Mango-Creme in feuerfeste Förmchen füllen. Diese in eine Auflaufform stellen, das kochende Wasser um die Förmchen gießen und das Ganze für 40 Minuten in den Ofen schieben.

Nährwerte: *330 kcal, 37 g Kohlenhydrate, 21 g Fett, 3 g Eiweiß*

Kokosnuss-Chiasamen-Pudding mit Süßkartoffeln

Zubereitungsdauer: ca. 110 Minuten (Ruhezeit: 60 Minuten)
Schwierigkeitsgrad: normal,

Zutaten für vier Portionen:
250 ml Kokosnussmilch
4 Süßkartoffeln (klein)
20 g Chiasamen
1 Esslöffel Ingwer (frisch gerieben)
1 Esslöffel Kokosraspel
1 Teelöffel Vanilleextrakt
2 Esslöffel Wasser
Einen halben Teelöffel Nelkenpulver
Einen halben Teelöffel Zimt

Zubereitung:

1. Den Backofen im Vorfeld auf 200 Grad Celsius Ober-/Unterhitze einstellen. Hier die Süßkartoffeln für 35 bis 40 Minuten backen und anschließend abkühlen lassen.
2. In der Zwischenzeit die Kokosnussmilch mit den Chiasamen, dem Zimt, dem Nelkenpulver sowie dem Vanilleextrakt mischen. Das Ganze in eine Schüssel mit Deckel füllen und einmal ordentlich durchschütteln. Danach den Pudding eine Stunde in die Kühlung stellen.
3. Jetzt das Innere der Süßkartoffeln in einen Mixer füllen und fein pürieren. Den geriebenen Ingwer sowie das Wasser zufügen und alles erneut durchmixen.
4. Anschließend den Chiasamen-Pudding im Wechsel mit dem Süßkartoffelmus in Gläser füllen und über das Ganze die Kokosnussraspel streuen.

Nährwerte: *245 kcal, 40 g Kohlenhydrate, 8 g Fett, 5 g Eiweiß*

Kokos-Himbeer-Bananen-Eis

Zubereitungsdauer: ca. 75 Minuten, **Schwierigkeitsgrad:** einfach

Zutaten für sechs Portionen:

450 g Himbeeren
400 ml Kokosnussmilch
450 ml Kokosnusscreme
3 Bananen
2 Tropfen Vanilleextrakt
Einen halben Teelöffel Minze (frisch gehackt)

Zubereitung:

1. Die Bananen aus der Schale nehmen und die Himbeeren säubern. Beide Zutaten dann mit der Minze in einen Mixer füllen und durchpürieren.
2. Im Anschluss die Kokosnusscreme, die Kokosnussmilch sowie das Vanilleextrakt zugeben und alles erneut durchmischen.
3. Den Mix in einen Gefrierbehälter geben und das Eis für eine Stunde ins Gefrierfach stellen.

Nährwerte: *405 kcal, 43 g Kohlenhydrate, 27 g Fett, 4 g Eiweiß*

Trockenobst-Kompott

Zubereitungsdauer: ca. 60 Minuten, **Schwierigkeitsgrad:** einfach

Zutaten für vier Portionen:
125 g Aprikosen (getrocknet)
50 g Backpflaumen
50 g Rosinen
5 Tropfen Stevia (Zuckerersatz)
Einen halben Teelöffel Agar
2 Teelöffel Reissirup
2 Teelöffel Kuzu
Eine Prise Salz

Zubereitung:
1. Zuerst die Rosinen, die Backpflaumen sowie die getrockneten Aprikosen für 30 bis 45 Minuten in kaltem Wasser einlegen.
2. Anschließend in einem Topf mit vier Tassen Wasser das Kuzu und das Agar einrühren und das Ganze einmal zum Kochen bringen.
3. Danach das eingeweichte Trockenobst, Stevia, Salz sowie den Reissirup einrühren und alles erneut aufkochen. Das Kompott dann so lange weiterköcheln lassen, bis das Obst weich ist.

Nährwerte: *360 kcal, 86 g Kohlenhydrate, 1 g Fett, 2 g Eiweiß*

SMOOTHIES

Grüner Eiweiss-Drink

Zubereitungsdauer: ca. 5 Minuten, **Schwierigkeitsgrad:** einfach

Zutaten für eine Portion:

125 ml Mandelmilch (ungesüßt)
50 g Babyspinat
1 Banane
1 Esslöffel Mandelbutter (ungesüßt)
50 g Naturjoghurt
Einen viertel Teelöffel Zimt
Einen viertel Teelöffel Macapulver

Zubereitung:

1. Die Banane aus der Schale nehmen und mit allen anderen Zutaten in einen Standmixer füllen. Das Ganze fein pürieren und genießen.

Nährwerte: *299 kcal, 37 g Kohlenhydrate, 12 g Fett, 7 g Eiweiß*

Spinat-Artischocken-Smoothie

Zubereitungsdauer: ca. 5 Minuten, **Schwierigkeitsgrad:** einfach

Zutaten für eine Portion:

1 Knoblauchzehe

125 g Artischockenherzen

125 g Spinat

Eine Viertel Zitrone

1 Prise Kurkuma

Zubereitung:

1. Die Knoblauchzehe aus der Schale nehmen und die Artischockenherzen abtropfen lassen. Anschließend sämtliche Zutaten in einen Standmixer geben und das Ganze kräftig durchpürieren.

Nährwerte: *119 kcal, 12 g Kohlenhydrate, 4 g Fett, 7 g Eiweiß*

Apfel-Grünkohl-Smoothie

Zubereitungsdauer: ca. 5 Minuten, **Schwierigkeitsgrad:** einfach

Zutaten für eine Portion:
125 ml Wasser
1 Apfel
125 g Grünkohl
1 Stück Ingwer (1 cm)
1 Zitrone

Zubereitung:
1. Den Apfel entkernen und den Ingwer fein zerreiben. Die Zitrone auspressen.
2. Jetzt den geriebenen Ingwer mit dem Apfel, dem Grünkohl, dem Zitronensaft sowie dem Wasser in einen Mixer geben und alles ordentlich pürieren.

Nährwerte: *140 kcal, 21 g Kohlenhydrate, 2 g Fett, 6 g Eiweiß*

Erdbeer-Bananen-Drink

Zubereitungsdauer: ca. 5 Minuten, **Schwierigkeitsgrad:** einfach

Zutaten für eine Portion:

6 Erdbeeren
Eine Viertel Banane
50 g Haferflocken (glutenfrei)
¼ Teelöffel Vanilleextrakt
60 ml Kokosnussmilch

Zubereitung:

1. Die Erdbeeren abbrausen, das Grün entfernen und die Beeren mit den Haferflocken, der Banane und dem Vanilleextrakt und der Kokosnussmilch in den Mixer geben. Alles fein pürieren und genießen.

Nährwerte: *390 kcal, 44 g Kohlenhydrate, 18 g Fett, 9 g Eiweiß*

Erdbeer-Rote-Bete-Smoothie

Zubereitungsdauer: ca. 5 Minuten, **Schwierigkeitsgrad:** einfach

Zutaten für eine Portion:

1 Rote Bete

50 g Erdbeeren

125 ml Kokosnusswasser

1 Esslöffel Chiasamen

Zubereitung:

1. Die Rote Bete schälen und die Erdbeeren nach dem Abbrausen von ihrem Grün befreien. Beide Zutaten dann mit dem Kokosnusswasser und den Chiasamen im Mixer fein pürieren.

Nährwerte: *120 kcal, 15 g Kohlenhydrate, 4 g Fett, 4 g Eiweiß*

Karotten-Smoothie mit Kokos

Zubereitungsdauer: ca. 10 Minuten, **Schwierigkeitsgrad:** einfach

Zutaten für eine Portion:

200 ml Karottensaft

2 Esslöffel Kokosnussmilch

3 Esslöffel Kokosnussraspel

3 Esslöffel Naturjoghurt

Zubereitung:

1. Die Kokosnussraspel in einer fettfreien Bratpfanne anrösten.
2. Danach den Karottensaft mit der Kokosnussmilch und dem Naturjoghurt verrühren. Die Kokosnussraspel unter das Ganze heben und den Smoothie genießen.

Nährwerte: *320 kcal, 16 g Kohlenhydrate, 26 g Fett, 6 g Eiweiß*

Fitmacher-Smoothie

Zubereitungsdauer: ca. 10 Minuten, **Schwierigkeitsgrad:** einfach

Zutaten für eine Portion:
Eine halbe Papaya (klein)
Eine halbe Avocado
5 Blätter Basilikum (frisch)
Eine halbe Handvoll Minze (frisch)
Eine halbe Handvoll Rucola
Ein Viertelstück Salatgurke

Zubereitung:
1. Das Fruchtfleisch der Avocado grob stückeln. Die Salatgurke säubern und ebenfalls grob zerteilen. Jetzt noch das Fruchtfleisch der Papaya von den Kernen befreien und dieses mit den anderen zerkleinerten Zutaten in einen Standmixer geben.
2. Die Minze, das Basilikum sowie den Rucola nach dem Waschen ebenfalls dazugeben und das Ganze dann ausgiebig durchpürieren.

Nährwerte: *160 kcal, 5 g Kohlenhydrate, 14 g Fett, 3 g Eiweiß*

Pomelo-Bananen-Smoothie

Zubereitungsdauer: ca. 10 Minuten, **Schwierigkeitsgrad:** einfach

Zutaten für eine Portion:

75 ml Buttermilch
Eine halbe Banane
Eine halbe Pomelo
1 Teelöffel Honig

Zubereitung:

1. Die Schale von der Banane nehmen und die halbe Pomelo gut auspressen. Beide Zutaten anschließend mit dem Honig und der Buttermilch in den Mixer geben und ordentlich durchmischen.

Nährwerte: *160 kcal, 32 g Kohlenhydrate, 1 g Fett, 4 g Eiweiß*

Blumenkohl-Blaubeer-Smoothie

Zubereitungsdauer: ca. 5 Minuten, **Schwierigkeitsgrad:** einfach

Zutaten für eine Portion:

20 g Avocado
¼ Stück Banane
100 g Blaubeeren
35 g Blumenkohl-Röschen
125 ml Wasser
Einen halben Esslöffel Zitronensaft

Zubereitung:

1. Die Blumenkohl-Röschen sowie die Blaubeeren abbrausen. Danach die Banane abschälen und 20 Gramm Fruchtfleisch aus der Avocado lösen.
2. Anschließend alle Zutaten mit dem Wasser sowie dem Zitronensaft in einen Mixer geben und alles pürieren.

Nährwerte: *133 kcal, 19 g Kohlenhydrate, 4 g Fett, 3 g Eiweiß*

Vanille-Ananas-Drink

Zubereitungsdauer: ca. 40 Minuten, **Schwierigkeitsgrad:** einfach

Zutaten für eine Portion:

80 ml Kokosnussmilch
70 g Ananas
10 g Vanille-Eiweißpulver
20 g Himbeeren
¼ Teelöffel Stevia

Zubereitung:

1. Die Ananas würfeln, die Himbeeren säubern und beides anschließend ins Gefrierfach geben.
2. Nach einer halben Stunde die gefrorenen Früchte mit dem Stevia, der Kokosnussmilch sowie dem Eiweißpulver in den Mixer geben und das Ganze durchmischen.

Nährwerte: *198 kcal, 25 g Kohlenhydrate, 7 g Fett, 10 g Eiweiß*

Zucchini-Apfel-Smoothie

Zubereitungsdauer: ca. 10 Minuten, **Schwierigkeitsgrad:** einfach

Zutaten für eine Portion:

125 ml Wasser

85 g Erdbeeren

1 Zucchini

1 Apfel

Eine halbe Limette

Zubereitung:

1. Den Apfel und die Zucchini aus der Schale lösen. Erstgenanntes entkernen und beides in Scheiben zerteilen.
2. Die Erdbeeren säubern, das Grün entfernen und die Beeren in Hälften schneiden. Die halbe Limette lediglich auspressen.
3. Jetzt alle Zutaten in einen Standmixer füllen und alles pürieren. Danach das Wasser zufügen und den Smoothie erneut durchmixen.

Nährwerte: *81 kcal, 19 g Kohlenhydrate, 1 g Fett, 2 g Eiweiß*

Matcha-Kürbis-Smoothie

Zubereitungsdauer: ca. 5 Minuten, **Schwierigkeitsgrad:** einfach

Zutaten für eine Portion:
125 ml Wasser
Eine halbe Banane
75 g Butternut-Kürbis
Einen halben Teelöffel Kürbisgewürz
Einen halben Teelöffel Matcha-Pulver

Zubereitung:
1. Das Fruchtfleisch aus der Schale des Kürbisses nehmen und dieses würfeln. Die Banane, ebenfalls ohne Schale, in Scheiben zerteilen.
2. Die Bananenscheiben mit den Kürbiswürfeln, dem Wasser, dem Kürbisgewürz sowie dem Matcha-Pulver dann in einen Standmixer füllen und das Ganze ausgiebig durchmischen.

Nährwerte: *91 kcal, 22 g Kohlenhydrate, 1 g Fett, 1 g Eiweiß*

Power-Drink

Zubereitungsdauer: ca. 10 Minuten, **Schwierigkeitsgrad:** einfach

Zutaten für eine Portion:
Eine halbe Zwiebel
250 ml Wasser
2 Staudensellerieblätter
6 Blätter Blattsalat
Saft einer halben Zitrone
50 g Avocado
¼ Bund Basilikum

Zubereitung:

1. Das Basilikum sowie den Salat säubern und klein zerrupfen. Die Zitrone auspressen und die Zwiebel, schalenlos, grob stückeln.
2. Jetzt das Fruchtfleisch der Avocado, die Staudensellerieblätter, die Zwiebelstücke, den Blattsalat, das Basilikum sowie den Zitronensaft mit dem Wasser in einen Mixer geben und alles durchpürieren.

Nährwerte: *151 kcal, 9 g Kohlenhydrate, 10 g Fett, 5 g Eiweiß*

Spinat-Beeren-Smoothie mit Samen

Zubereitungsdauer: ca. 20 Minuten, **Schwierigkeitsgrad:** einfach

Zutaten für eine Portion:

120 ml Mandelmilch
Eine halbe Banane
125 g Beeren-Mix (TK)
15 g Spinat
Einen halben Esslöffel Leinsamen
Einen halben Esslöffel Flohsamenschalen

Zubereitung:

1. Den Beeren-Mix leicht auftauen. Die Bananen grob stückeln und den Spinat ein wenig zerrupfen.
2. Dann die Flohsamenschalen in einem Mörser zerdrücken und diese mit den Leinsamen in die Mandelmilch geben. Das Ganze zehn Minuten aufquellen lassen.
3. Zum Schluss alles zusammen in einen Standmixer geben und ausgiebig durchpürieren.

Nährwerte: *190 kcal, 36 g Kohlenhydrate, 5 g Fett, 6 g Eiweiß*

Kokosnuss-Cranberry-Smoothie

Zubereitungsdauer: ca. 30 Minuten, **Schwierigkeitsgrad:** einfach

Zutaten für eine Portion:

150 ml Kokosnussmilch
1 Banane
1 Esslöffel Cranberrys (getrocknet)
2 Esslöffel Naturjoghurt
Eine halbe Limette

Zubereitung:

1. Die Banane abschälen, in Scheiben teilen und mit der Kokosnussmilch, dem Naturjoghurt, den Cranberrys und dem Saft der halben Limette in einen Mixer geben. Das Ganze durchpürieren und genießen.

Nährwerte: *196* kcal, 34 g Kohlenhydrate, 4 g Fett, 5 g Eiweiß

Beeren-Cheesecake-Smoothie

Zubereitungsdauer: ca. 10 Minuten, **Schwierigkeitsgrad:** einfach

Zutaten für eine Portion:
100 ml Mandelmilch
85 g Hüttenkäse
145 g Beeren-Mix (TK)
1 Esslöffel Mandelmehl
Einen halben Esslöffel Mandelbutter
Einen halben Teelöffel Vanilleextrakt
1 Prise Zimt

Zubereitung:
1. Den Beeren-Mix gefroren mit der Mandelmilch in einen Standmixer geben und ordentlich durchmixen.
2. Anschließend den Hüttenkäse, das Mandelmehl, die Mandelbutter, die Prise Zimt sowie das Vanilleextrakt zufügen und alles erneut durchpürieren.

Nährwerte: *165 kcal, 17 g Kohlenhydrate, 9 g Fett, 7 g Eiweiß*

Quinoa-Schoko-Smoothie

Zubereitungsdauer: ca. 20 Minuten, **Schwierigkeitsgrad:** einfach

Zutaten für eine Portion:
125 ml Mandelmilch
45 g Quinoa
40 g Agavendicksaft
25 g Kakao (ungesüßt)

Zubereitung:
1. Nach Anleitung die Quinoa kochen und anschließend auskühlen lassen.
2. Jetzt die Mandelmilch mit dem Kakao und dem Agavendicksaft in einen Mixer füllen und durchmischen. Danach die gegarten Quinoa-Samen zufügen und alles fein pürieren.

Nährwerte: *240 kcal, 55 g Kohlenhydrate, 5 g Fett, 8 g Eiweiß*

Erdbeer-Joghurt-Smoothie mit Cashew

Zubereitungsdauer: ca. 10 Minuten, **Schwierigkeitsgrad:** einfach

Zutaten für eine Portion:

100 g Naturjoghurt (fettarm)
25 ml Mandelmilch
150 g Erdbeeren
4 Cashewkerne
1 Teelöffel Limettensaft
1 Teelöffel Honig

Zubereitung:

1. Die Erdbeeren waschen und das Grün abschneiden. Dann die Beeren in Hälften teilen.
2. Im Anschluss die Cashewkerne zerhacken und diese mit der halben Menge Erdbeeren, dem Naturjoghurt, der Mandelmilch, dem Honig sowie dem Limettensaft in einen Mixer geben. Alles fein pürieren.

Nährwerte: *210 kcal, 22 g Kohlenhydrate, 8 g Fett, 9 g Eiweiß*

Radieschen-Buttermilch-Smoothie

Zubereitungsdauer: ca. 10 Minuten, **Schwierigkeitsgrad:** einfach

Zutaten für eine Portion:
150 ml Buttermilch
50 g Naturjoghurt
50 g Radieschen
50 g Salatgurke
Ein Schuss Zitronensaft
2 Stiele Schnittlauch
Pfeffer
Salz

Zubereitung:

1. Die Radieschen säubern und in Würfel teilen. Die Salatgurke ebenfalls abwaschen und in Scheiben zerschneiden. Den Schnittlauch in Ringe teilen.
2. Jetzt alle Zutaten in einem Mixer durchpürieren und den Smoothie dann mit Pfeffer sowie Salz geschmacklich verfeinern.

Nährwerte: *100 kcal, 10 g Kohlenhydrate, 2 g Fett, 8 g Eiweiß*

NACHWORT

Herzlichen Dank dafür, dass Sie sich für dieses Buch entschieden haben. Keine Frage, Sie haben jetzt natürlich jede Menge Informationen rund um das Thema Hashimoto erhalten und wahrscheinlich müssen diese auch erst einmal in Ruhe verarbeitet werden. Dennoch werden Sie schnell merken, dass Ihnen dieses Kochbuch nicht nur das Leben mit dieser Erkrankung erleichtert, sondern dass Sie im besten Fall in Zukunft sogar symptomfrei Ihr Dasein genießen können. Dabei müssen Sie im Grunde auf gar nichts verzichten und dennoch können Sie tagein, tagaus auf einen schmackhaften und trotzdem gesunden Speiseplan zurückgreifen. Sie werden sich vitaler und fitter fühlen. Außerdem profitiert Ihr Abwehrsystem von Ihrer neuen Ernährung, sodass Sie weniger krank sein werden.

Lassen Sie es sich schmecken und genießen Sie Ihr neues Leben, welches nicht mehr von Hashimoto Thyreoiditis bestimmt wird.

Alle Ratschläge in diesem Buch wurden vom Autor und vom Verlag sorgfältig erwogen und geprüft. Eine Garantie kann dennoch nicht übernommen werden. Eine Haftung des Autors beziehungsweise des Verlags für jegliche Personen-, Sach- und Vermögensschäden ist daher ausgeschlossen.

IMPRESSUM

1. Auflage 2021

Kontakt: Tek Erol / Thalhamer Str. 3c / 83549 Eiselfing
Coverfoto: 99designs
ISBN: 9798769191008

Printed in Poland
by Amazon Fulfillment
Poland Sp. z o.o., Wrocław

39621344R00128